AF221906

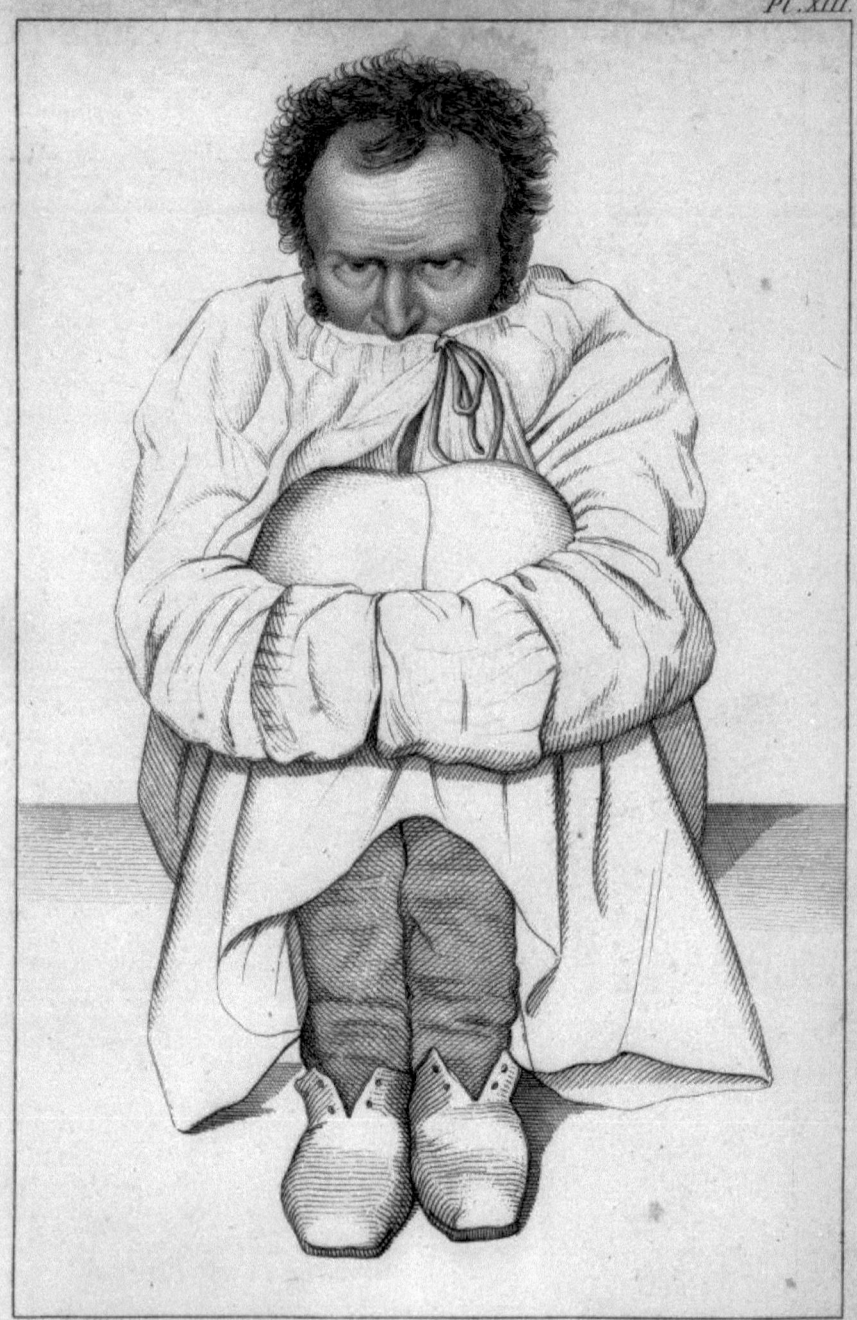

Pl. XIII.

Gravé par Ambroise Tardieu.

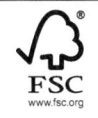

Jakob Landolt

# Die Verrückten

## Irrsinn in der Geschichte

### Renaissance

### Band 3

| | |
|---|---|
| Autor: | © 2021 Jakob Landolt |
| Einband: | Jakob Landolt |
| Foto: | Aus: Esquirol, Des maladies mentales, 1838<br>Gezeichnet von: Ambroise Tardieu |
| Herstellung und Verlag: | BoD – Books on Demand, Norderstedt |
| | www.bod.ch |
| Printed: | Germany |

Bibliografische Information der Deutschen Nationalbibliothek
Die Deutsche Nationalbibliothek verzeichnet diese Publikation in der Deutschen Nationalbibliografie; detaillierte bibliografische Daten sind im Internet über http://dnb.d-nb.de abrufbar.

| | |
|---|---|
| ISBN | 978-3-7543-7284-5 |

Dieses Buch erscheint auch als E-Book

# Inhaltsverzeichnis:

## Band 3: Renaissance (15. – 17. JH.)

**Ausblick auf Band 4**

**Literatur und Quellen**

# Irrsinn in der Geschichte

**Einführung Band 3.**
Dieser Band behandelt einige Vorbedingungen, die in die zaghaften Anfänge der Psychiatrie führen werden. Etwa die anatomische Forschung u.a. durch verbotene Sektionen an verstorbenen Menschen, gefolgt von Ausführungen über die Alchemie, Iatrochemie, Iatrophysik, Iatromedizin, Iatroastrologie und Iatrotheologie.

Exponenten der Renaissance arbeiten, teils unter dem Einfluss der Reformation, an der Befreiung der Irren aus dem Griff des christlichen Glaubens und entziehen diese dem Einfluss der Kirchen. Exponenten sind Descartes, Paracelsus, Melanchthon und die Kirchenkritiker Juan Luis Vives und Johannes Weyer. Sie fürchteten Teils persönliche Verfolgung und Verurteilung durch die göttlichen Herrscher ihrer Zeit.

Annex: **Kleine Geschichte der Epilepsie.**

# Renaissance (15. - 17. JH.)

Das Spätmittelalter endete gemäss Geschichtsschreibung ungefähr ab dem Jahre 1500. Danach begann die Neuzeit. Selbstverständlich muss man sich diese Zeitenwende fliessend vorstellen, sie geschah nicht abrupt. Man kann keine exakt datierbaren Epochengrenzen ziehen. Der Zeitraum der Renaissance dauerte über 300 Jahre (ab dem 15. Jahrhundert) und endete im 17. Jahrhundert

Gewisse Zeitmarker lassen sich gut belegen, wie die Erfindung des Buchdruckes um 1450. Etwa zur gleichen Zeit ereignete sich die Eroberung Konstantinopels (1453) durch die Osmanen, später die Entdeckung Amerikas im Jahre 1492. Indien wurde knapp vor dem Jahre 1500 erstmals auf dem Seeweg erreicht. In diese Zeit fiel auch der Beginn der Reformation im Jahre 1517. Martin Luther wollte die alte Kirchenordnung erneuern und wurde zur treibenden Kraft der Reformation. Die alte Kirche schien am Ende ihres Daseins.

Eine Geschichte über die Verrückten zu schreiben, misslingt am Versuch, sie in exakte historische Zeitepochen zu zerlegen, die sich in Beginn und Ende durch einen deutlichen und einschneidenden Wandel kennzeichnen und diese unter ihren jeweiligen geschichtlichen Aspekten oder Hauptmerkmalen darstellen zu wollen. Denn die Zeit fliesst bekanntlich und befindet sich in einem Kontinuum und konstanten Wandel. Trotzdem gibt man einem Geschichtswerk gerne zeitliche Markierungen, wie dies mit den Titeln der Abschnitte versucht wird.

Es bleibt also ein unbefriedigender Versuch das 15./16. bis 17. Jahrhundert in eine epochale Psychiatriegeschichte zu zerlegen. Die Psychiatrie im heutigen Sinne gab es damals überhaupt nicht, sie entwickelte sich erst später teils auch aus diesen Jahrhunderten heraus. Immerhin handelt es sich um beinahe 300 Jahre, die mit der Zeit der **Renaissance**, resp. des **Humanismus** begann (15./16. JH.).

Die Renaissance zeichnete sich aus durch mehrere Fakten. Die Menschen begannen mit dem **Fernhandel**, der sie in weit entfernte Länder führte, in den Orient, aber auch nach Indien und China. Der Handel mit Stoffen wie Salz, Zucker, Gewürzen, Tee, Getreide, Wein, Baumwolle, Seide, Pelze, Lederwaren, Früchte, Glas, Holz, Bernstein, Kupfer, Silber, Gold, Edelsteine etc. **förderte den Reichtum einzelner Geschlechter und vieler Städte.** Beispiel: Neapel, Florenz, Mailand, Rom, Venedig.

Das Erstarken der Städte und der Reichtum von Handelsleuten hatten Folgen für die Gesellschaft und auch für die Religion. Die Welt erfuhr in dieser Zeit im Grunde genommen ihre erste Globalisierung. Kulturen rückten näher und tauschten sich aus. Religionen rieben sich an ihren Grenzen. Die Menschheit erweiterte ihren geistigen Horizont.

Die Menschen der Renaissance schritten in eiligem Tempo dem Humanismus entgegen, ausgedrückt in einem starken (retrogewandten) **Hunger nach antikem, philosophischen Wissen** (Aristoteles, Platon, Sokrates, Epikur, Cicero), der im Grunde genommen sich aus den Fängen einer restriktiven papst- und kirchenorientierten Religion zu befreien suchte. Es fand eine Wiederbelebung der Antike statt, was die herrschende gottgegebene und vor allem kirchliche Ordnung in Frage stellte. Wo bislang die Kirche die Macht innehatte, alle Dinge mit der Bibel und mit dem kirchenhörigen, christlichen Glauben zu erklären, drängte sich nun frech und unbekümmert die **Kunst**, die **Philosophie** und die **Politik** hinein.

Leonardo da Vinci kann man als **Prototyp des Künstlers und Gelehrten** der Renaissance bezeichnen, daher wird von ihm zu berichten sein.

Der **Verstand wurde wichtiger als die Religion**, obschon die Kirche ihre Macht nicht zugleich räumte, sondern weiterhin einflussreich blieb. Die religiöse Doktrin wurde abgelöst durch die Doktrin des Verstandes. Mit Folgen für den Menschen und mit besonderen Folgen für den verrückten und irrsinnigen Menschen, der diesen Verstand (wie die Vernunft) verloren hatte! Mit aller Macht bäumte sich die Kirche dagegen auf und griff zurück auf die Hexenverbrennungen, auf das Wirken des Teufels und auf Dämonen.

Auch in der **Kunst zeigte sich ein neues Menschenbild**. Die Nacktheit eroberte die Bilder und Skulpturen. Anatomen begannen akribisch tote Menschen zu sezieren, weil sie endlich wissen wollten, wie der Mensch beschaffen war und wie er funktionierte. Der **Mensch stand im Mittelpunkt des Interesses**.

## Sektionen und anatomische Forschung

Zwar wurden Sektionen kirchlich nicht allgemein verboten, waren aber zu gewissen Zeiten häufiger. Die Kirche lehnte Sektionen an menschlichen Leichen durch eigene Priester (!) ab, denn sie glaubte an die **Auferstehung** des Fleisches, die demzufolge eine Zerstückelung einer (ehrbaren!) Leiche verbot.

Das galt nur bezogen auf ehrbare Menschen, resp. für Menschen mit einer zu Lebzeiten ehrenvollen Lebensführung. Die Sektionen waren über längere Zeit mit einem Kirchenbann belegt und es war für die sezierenden Ärzte nicht ungefährlich, Leichen in aller Öffentlichkeit zu sezieren. Zu einem späteren Zeitpunkt änderte sich diese Praxis und die Kirche ,schützte' anatomische Versuche. Es fanden sogar anatomische Lesungen innerhalb von zu einer Kirche gehörenden Gebäuden statt.

Zu gewissen Zeiten erlaubte die Kirche also die Leichenöffnung von Verbrechern, verurteilten und hingerichteten Mördern, Selbstmördern, Huren, Ketzern oder gesellschaftlich Randständigen (sprich ‚Irren') wieder. Diese Menschen standen ausserhalb jeder Kirchengemeinschaft. Sie alle wurden auch ausserhalb der Fried-höfe beigesetzt, waren unehrbar, was bei ihnen eine Sektion ermöglichte.

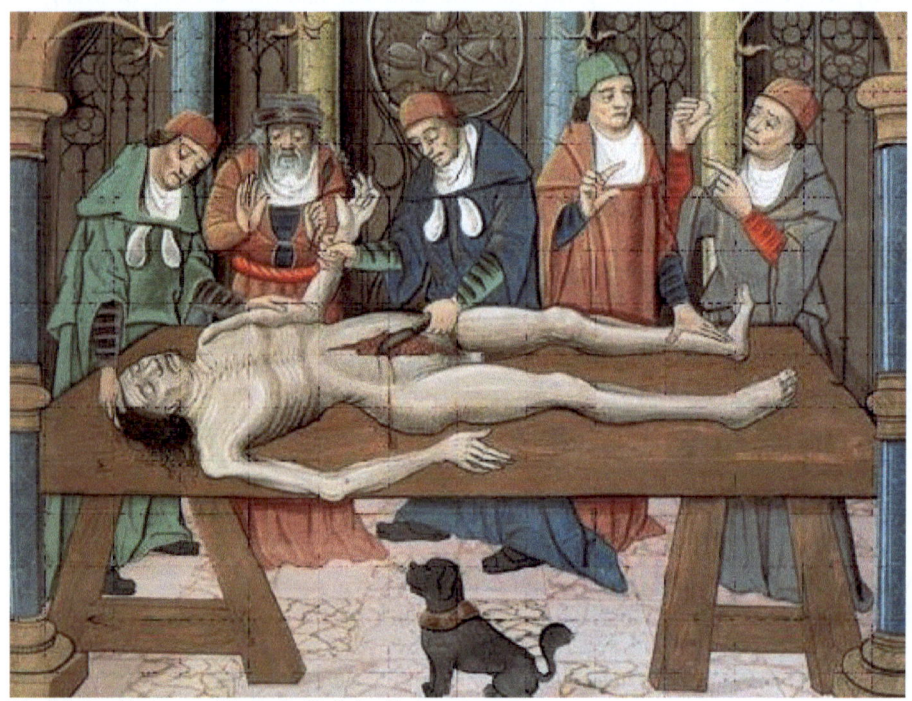

http://photos1.blogger.com/blogger/956/2283/320/Sezieren.jpg

Im 16. Jahrhundert war **Andreas Vesalius** (1514 – 1564) ein bekannter Anatom, der viele Sektionen durchführte. Er umgab sich mit sezierenden Schülern, die dadurch die menschliche Anatomie kennenlernen konnten. Die bis zu diesem Zeitpunkt vorgenommenen Sektionen hatten sich noch der damals allgemein anerkannten Humoralpathologie zu unterordnen resp. sich ihrer Lehrmeinung anzupassen.

Eine Kritik dieser jahrhundertealten Galenus-Tradition war bisher weder ange-bracht, noch toleriert, noch erwünscht. Es brauchte Mut, sich gegen die Doktrin Galens zu stellen. Die Lehren des Galen waren sakrosankt und wurden von der

Kirche geschützt. Das erklärt, warum sich der Einfluss Galens auf die Medizingeschichte über 1500 Jahre lang hielt! So blieben neue Erkenntnisse und Entdeckungen bislang für lange Zeit aus oder wurden unterdrückt, weil der Glaube an die Galensche Humoralpathologie während der Sektionen nach Bestätigung und nicht nach Opposition verlangte.

Die galenische Humoralpathologie war längst zu einem Dogma geworden und beinhaltete auch ein (festgefahrenes) Erklärungs- und Handlungskonzept zur menschlichen Anatomie und Physiologie ohne Widerspruch. Eine Leichensektion war in dem Sinne also keine ‚Autopsie' im heutigen Verständnis, sondern diente bislang einzig der Festigung des Dogmas der Humoralpathologie. Lange Zeit dachte man wenig über die tatsächlichen anatomischen und physiologischen Befunde nach, die sich beim Sezieren der Toten sicht- und auch beweisbar ergaben. Eine neue Erkenntnis wurde nicht gezogen, obschon laufend neue anatomische Entdeckungen gemacht wurden.

In dieser Zeit wurde bei den Sektionen etwas Neues eingeführt. Man bezeichnete dies als ‚**anatomisches Theater**'. Gemeint war eine Vorführungspraxis im Sinne eines (öffentlich zugänglichen) antiken Amphitheaters. Analog baute man um die zu sezierende Leiche herum eine halbrunde oder runde Zuschauertribüne, wo alle Anwesenden eine gute Einsicht auf die Leiche und den ausführenden Sezierer hatten. Ein solches anatomisches Theater erbaute der Basler Arzt Felix Platter um 1588. Das Seziertheater diente der studentischen Ausbildung im Fach Anatomie und beherbergte bereits auch erste Exponate und Präparate wie Gehirne, Herzen, Leber und Nieren, Skelette und Skelettteile und dergleichen für den medizinischen Unterricht.

Man muss sich diese Sektionen nicht nur als wissenschaftsorientierte Vorführungen vorstellen, sondern auch als öffentliche Schauen, die durchaus auch der Befriedigung Neugieriger dienten oder als **Mahnschauen**, weil es durchwegs Leichen von verurteilten Verbrechern und Unehrbaren waren, die hier seziert, d. h. in ihre Einzelteile zerlegt wurden. So wurde die ‚Hinrichtung' eines Schwerverbrechers oder auch eines ‚**verbrecherischen Verrückten**', der sich **wegen seiner Unvernunft einer schweren Straftat schuldig gemacht** hatte, ein weiteres Mal vollzogen und in der Öffentlichkeit jedem Interessierten dargeboten, damit man Zeuge wurde, wie es solchen Mördern, Huren. ‚Verrückten' und auch Suizidanten erging, die sich vor Gott und der Kirche versündigt hatten.

Es ist dokumentiert, dass Vesalius im Jahre 1540 in der Universität von Bologna öffentlich sezierte. Dabei hielt er seine erste Vorlesung dank guten Beziehungen zur Obrigkeit ausgerechnet in einem Gotteshaus, nämlich unter dem sakralen Schutz der Kirche San Francesco. Die anatomischen Demonstrationen fanden ausserhalb sakraler Räume statt, in einem solchen anatomischen Theater, welches man extra dafür errichtet hatte. Dabei hatte er rund 200 Zuschauer für die Sektion in Neugier versetzt, davon rund 150 Medizinstudenten.

Vesalius interessierte sich für die Myologie (Muskelkunde) und auch die Osteologie (Skelettkunde, Knochenlehre), die bis zur Lebenszeit eines Leonardos da Vinci vernachlässigt worden waren. Daneben war er bereits ein Spezialist für die Lunge (auch Pleura).

Er wurde in Padua und später auch in Venedig zum Professor der Chirurgie und Anatomie ernannt. Auch in Venedig sezierte er, beschaffte sich Leichen von verurteilten und hingerichteten Schwerverbrechern oder Selbstmördern und forschte weiter. Die Rahmenbedingungen im Stadtspital in Venedig waren für seine Forschungserfolge ideal, auch was die Kunst der anatomischen Zeichnungen anbelangte. Er lernte nämlich in Venedig Maler und Holzschneider kennen, die ihm bei seinem Anatomiewerk künstlerische Unterstützung boten.

Im Laufe seiner Arbeit stellte er, der ein genauer Beobachter war, immer wieder Unterschiede und Abweichungen zu den anatomischen Angaben von Galen fest, die vermutlich durch die Abneigung der arabischen Übersetzer gegenüber der Anatomie entstanden waren. Er bemerkte, dass Galen, der nie Menschen seziert hatte, sondern zeitlebens nur Tierkadaver aufschnitt, in einigen Vorstellungen von seinen eigenen Beobachtungen stark abwich, was er öffentlich monierte. Zudem wurden die durch die Araber übersetzten Werke des Galen zur Zeit der Renaissance via direkter griechischer Quellen neu und zensurfreier gelesen und korrigiert.

Somit änderte sich einiges unter Andreas Vesalius. Er war einer der ersten, wenn nicht der erste Anatom, der die dogmatische Anatomielehre des Galen mutig in Frage stellte und neue Kenntnisse aus seiner Seziertätigkeit zuliess. Er bemerkte nämlich, dass seine eigenen Befunde nicht mit denen der doktrinären, galenschen Humoralpathologie übereinstimmten. Er förderte während seiner akribischen Arbeit nicht dasjenige zutage, welches hätte erwartet und zutage gefördert werden müssen. Seine Anatomieergebnisse waren nicht kongruent mit der galenschen Humoralanatomie.

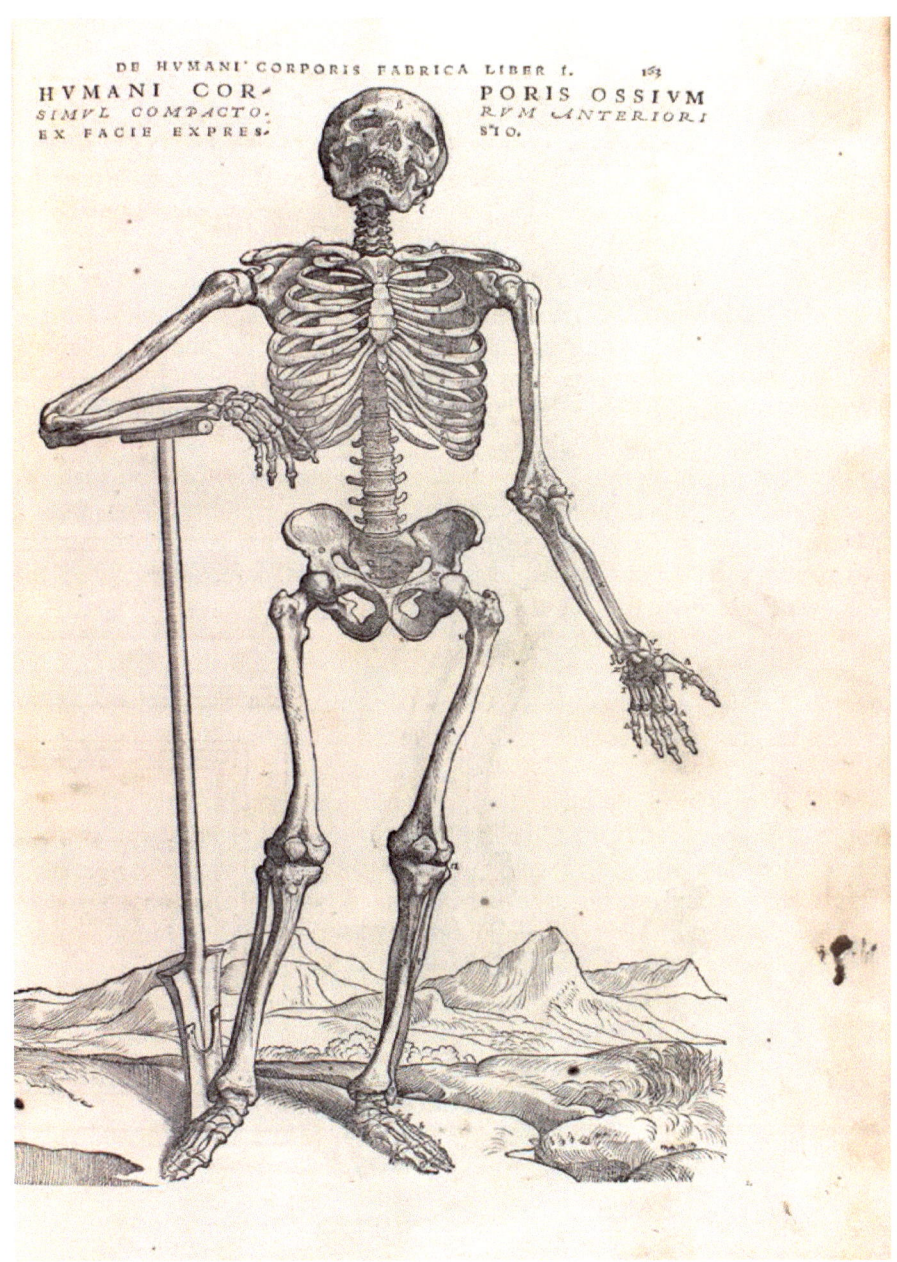

Bild aus: Andreas Vesalius, humani fabrica Liber l, Seite 123 (Knochenbau), um 1540.

Darauf hin brachte er bald sein grösstes Werk heraus, die ‚**sieben Bücher über den Aufbau des menschlichen Körpers**‘ (lat. **de Humani corporis fabrica** libri septem), erschienen erstmals im Jahre 1543 und begründete mit seinem bahnbrechenden Werk die neuzeitliche Anatomie.

Das Buch hatte bei den Medizinern seiner Zeit grossen Erfolg und es erschienen bald mehrere gekürzte Nachdrucke (Epitome), die eine weite Verbreitung fanden.

Andreas Vesalius, auch Vesal genannt, profitierte auch von **Leonardo da Vincis** (1452 – 1519) exzellenten Zeichnungen. Ihm waren dessen anatomischen Darstellungen bekannt. Daher ist an dieser Stelle auch Leonardo da Vinci zu erwähnen. Auch seine Anatomiebilder waren exakt dargestellt und von hohem künstlerischen Wert. Sie wurden mit Feder, Tinte und Rötel auf das Papier gebracht.

Er bildete das Knochengerüst, die Muskulatur, das Nervensystem und auch den Blutkreislauf in einer erstaunlichen Genauigkeit ab, die verblüfft. Die noch heute erhaltenen Bildwerke Leonardos stammen aus der Zeit um 1500, also noch vor jenen von Vesalius. Er musste sich die anatomischen Kenntnisse als Autodidakt selber beibringen, denn da Vinci war kein Arzt und angeblich weder der griechischen, noch der lateinischen Sprache mächtig.

Es fehlten ihm die Kenntnisse eines Galenus. Die Genauigkeit, die Leonardo an den Tag legte, zeigten ebenfalls Widersprüchlichkeiten zu Galens Lehrmeinung auf.

Leonardo sezierte nicht nur männliche, sondern auch weibliche Körper, genau so wie es auch Vaselius tat. Leonardo musste oft nachts und möglichst im Geheimen sezieren, abgesondert vom Zugang unerwünschter Öffentlichkeit. In seinem Sektionskämmerchen mochte eine unheimliche Atmosphäre geherrscht haben, welche von düsterem Kerzenschein in ihrer Wirkung und ihrem Ausdruck noch zusätzlich angeregt wurde.

Das Ganze hatte etwas Gespenstisches an sich, als er an diesen Leichen herum schnitt, die er teilweise heimlich ausgraben liess. In Frage kamen nur verstorbene alte Menschen, Huren, Selbstmörder, Mörder, die vom Kirchenrecht ausserhalb von Friedhofsmauern beigesetzt wurden. So schrieb Leonardo da Vinci in seinem Vorwort zur seinem Anatomietraktat im Jahre 1509:

*‚... und wenn du auch die nötige Liebe für diese Sache hättest, so wirst du vielleicht durch deinen Magen daran gehindert werden, und wenn dich dieser nicht davon abhält, dann wird die Furcht, zur Nachtzeit in der Gesellschaft solcher gevierteilter und enthäuteter und schrecklich aussehender Leichen zu verbringen, dich vielleicht sehr erschrecken.‘*

*Und schreckt dich dies nicht ab, so fehlt dir vielleicht die Zeichenkunst, die zu einer solchen Darstellung gehört, und solltest du solche Zeichenkunst besitzen, dann ist sie vielleicht nicht mit der nötigen Perspektive verbunden. Und wenn sie damit verbunden wäre, dann werden dir vielleicht die Regeln für die geometrische Darstellung und die Gesetze zur Berechnung der Kräfte und Fähigkeiten der Muskeln fehlen. Oder es fehlt dir vielleicht an Geduld, sodass du nicht sorgfältig genug sein wirst.'*

Leonardo musste mehrere Leichen sezieren – man spricht von rund 30 - um zu seiner akribischen, anatomischen Gesamtschau zu gelangen. Seine zeichnerische Leistung bestand darin, dass er sozusagen mehrere ‚Ebenen' darstellte, die man beim Sezieren einzeln so nicht sehen konnte. Aber in der Gesamtanschauung passte dann alles miteinander zusammen und entsprach sich gegenseitig.

Während seines Lebens und vor allem bei seinen Anatomiestudien war Leonardo auch stets auf der **Suche nach dem Sitz der Seele**. Dies macht ihn auch für unsere Ausführungen interessant. Er suchte den Sitz der Seele, wie auch den **Sitz des Intellekts**, der **Emotionen**, der **Vernunft** und des **Verstandes**. In der Vorstellung der damaligen Zeit, schienen genau diese geistigen und psychischen Qualitäten den Verrückten zu fehlen.

Er suchte den Verbindungsort zwischen Körper und Geist, machte Studien zur Vernunft, rätselte über die menschlichen fünf Sinne nach. Er meinte voller Begeisterung, dass man mit Hilfe seiner präzisen Studien den genauen Sitz des ‚senso comune' (gesunder Menschenverstand) ermitteln und somit **die Seele lokalisieren** könne. Er verortete den **Sitz der Seele** schliesslich **in den Gehirnventrikeln.**

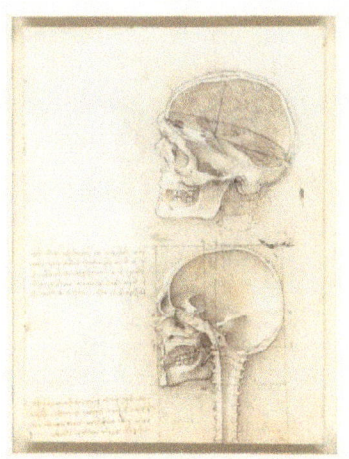

Sowohl Vesalius wie auch Leonardo da Vinci hatten zeitlebens ihre Feinde, die ihr Werk als Ketzerarbeit betrachteten und sie gerne vor ein kirchliches Tribunal gezerrt hätten. Vesalius begab sich unter den Schutz von Königen (Kaiser Karl V.), wurde dessen Leibarzt. Gleiches tat auch Leonardo da Vinci in Frankreich.

Anderen Anatomen erging es tödlich. So wurde beispielsweise der spanische Arzt und Theologe **Miguel Serveto** (1511 - 1553) in Genf öffentlich als Ketzer verbrannt, nachdem er von

**Johannes Calvin** (Reformator, 1509 - 1564) persönlich verfolgt und der Zugehörigkeit zu den Antitrinitariern bezichtigt und denunziert worden war. Er wurde der Trinitäts- und Gottesleugnung für schuldig gesprochen. (Trinität = Dreifaltigkeit, Dreieinigkeit Gottes) Es ging im Prozess um die Frage, ob der Vater, der Sohn und der heilige Geist gleichen Wesens seien.

Miguel Serveto bemerkte bei seinen anatomischen Untersuchungen, dass die Herzscheidewand (Septum) nicht porös, also durchlässig war, wie man damals dachte. Somit postulierte er erstmals den **kleinen** (Blut)**Kreislauf**, resp. die Vermischung/Anreicherung des Blutes in den Lungen. Nach ihm gab es also keine für das menschliche Auge unsichtbaren Poren in der Herzscheidewand, wo das Blut ausgetauscht und mit Sauerstoff angereichert werden sollte, wie es Vesal noch dachte.

Für die Zeit der Renaissance galt der Fortschritt der Chirurgie resp. der chirurgischen Behandlungsmethoden und auch der der Wundbehandlung. Ebenso machte man Fortschritte in der Blutstillung, etwa durch Schutz-, Druck- und Salbenverbände. Zudem setzte sich der häufig durchgeführte Verbandwechsel durch.

Die häufigsten Operationen ergaben sich wegen derzeitigen Verletzungen durch Hieb-, Stich- und Quetschwunden. Hieb- und Stichwunden wurden den Opfern beigefügt durch Messer, Lanzen, Schwerter, Dolche, Armbrust- und Bogenpfeile und Handkeulen und Piken (Hellebarden oder Stangenwaffen zum Stechen).

Der chirurgische Eingriff bestand aus Amputationen, Kauterisierung durch heisse Eisen, Feuer (Verbrennungen) und Zunahtungen.

Ab Beginn des 16. Jahrhundert (1500) kamen dann neu die Verletzungen durch Schusswaffen dazu. **Hans von Gersdorff** schrieb sein ‚Feldtbuch der Wundartzney‘ im Jahre 1517.

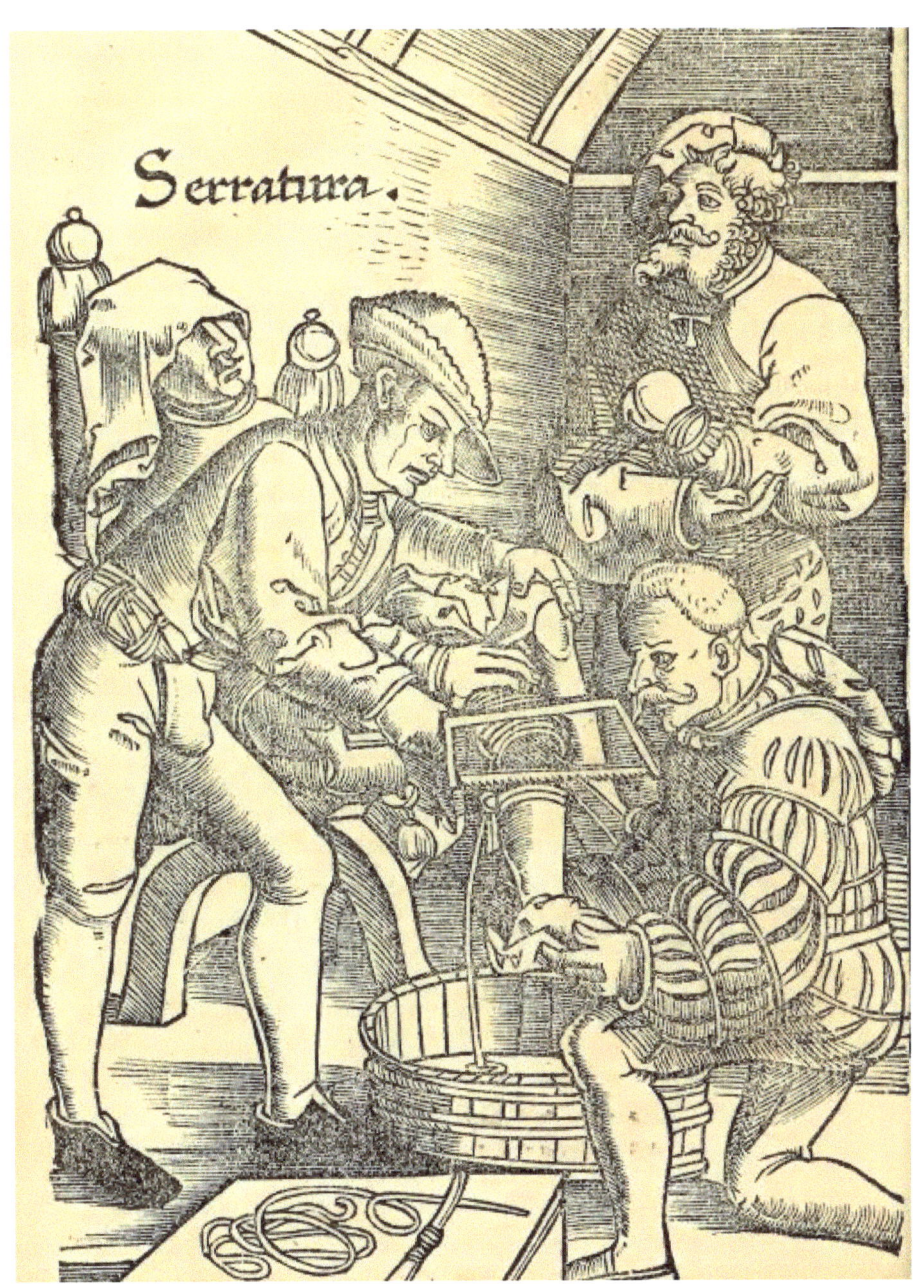

Auszug aus dem Gersdorffer Feldtbuch (S. 178)

# Alchemie, Iatromathematik, Iatroastrologie, Iatromedizin, Iatro-chemie, Iatrophysik und Iatrotheologie

Wie weiter oben bereits kurz erwähnt, hatten beispielsweise der Aderlass sowohl andere ausleitende Verfahren astrologischen, astromathematischen und religiösen Konzepten zu folgen. Dies kam stark innerhalb der Iatroastrologie zum Ausdruck resp. zur Anwendung. Der Ausdruck ‚Iatro' wurde bereits umschrieben als *Iatros (deutsch) bedeutet griechisch : Ιατρού* und meinte ‚griechischer Arzt'. Iatrogen meint, durch einen Arzt verursacht, von einem Arzt erzeugt.

**Die Alchemie** war eine für heutige Auffassungen etwas seltsame Mischung aus Magie und Wissenschaft. Der damaligen Wissenschaft oblag etwas Magisches und alles Magische hatte damals – wenn auch noch wenig - etwas Wissenschaftliches an sich. Vermutlich weil dieser „Wissenschaft" immer etwas Magisches und Seltsames anhaftete, etwas Dunkles und Verstecktes, zog sie, nicht nur im Mittelalter, oft sog. falsche Alchemisten an, schamlose Scharlatane und Kauze, denen, obwohl meist nicht viel wissend, ab und zu aber ein chemischer Zufallsfund resp. eine heilende Medizin gelang.

Alchemiker, also alchemische Wissenschaftler und Magier versuchten beispielsweise einfache Metalle in wertvolles Gold oder Silber zu verwandeln. Das wäre äusserst lukrativ gewesen, wenn es denn praktiziert hätte werden können. Alchemie ist aber ebenso eng begrifflich verbandelt mit dem Versuch, alle möglichen damals bekannten Krankheiten zu heilen. Die Alchemie versuchte nämlich nicht weniger, als *das* **Elixier des Lebens** zu finden. Man suchte den **Stein des Weisen**, ein Material, welches jede beliebige Metall in Gold oder auch Silber verwandeln konnte und mit dem man auch noch das Elixier des Lebens, sprich das Ewige Leben, herzustellen vermochte.

In der Heilkunde war ein Elixier aber auch ein in Wein oder Alkohol gelöster Auszug aus Heilpflanzen mit verschiedenen Zusätzen, ein Heiltrank also, welcher den verschiedensten Heilzwecken dienlich war. Ein **Allheilmittel**, welches auch **bei psychischen Nöten** verabreicht wurde. Und dieses Elixier wäre, wenn man es denn gefunden hätte, nicht nur ein Allheilmittel für alle möglichen Krankheiten und Gebrechen gewesen, sondern zugleich auch ein **Zaubermittel**, dem man sowohl eine **verjüngende, wie auch lebensverlängernde Wirkung** zugeschrieben hätte. Aber so ein Lebenselixier blieb bis heue nicht gefunden und wird es auch weiterhin bleiben. Das einzig wahre Lebenselixier ist Wasser!

Aber immerhin gab es Elixiere mit zugestandenermassen kräftigen, wenn nicht heftigen Wirkungen. Sie enthielten beispielsweise **Theriak**, ein **Antidot** gegen tierische Gifte, welches Vipernfleisch enthielt, aber auch **Opium**. Theriak wurde beispielsweise bei Bissen giftiger Schlangen, aber auch bei Stichen von Skorpionen als Gegenmittel (Antidot) verabreicht. Es enthielt oft Honig oder war auf Honigbasis entwickelt (Latwerge, also eingedickter Honigsaft) und war meist auch opiumhaltig. Manche Antidote enthielten auch Rosensaft, Sandelholz, Knochenasche, Kampfer und Zucker. Andere Elixiere enthielten wiederum Schwefel, Öl, Blätter von Wacholder, Harze und Engelwurz, wobei beim Letzteren schon der Name auf einen heilenden Beistand hindeutete.

Opiumhaltige Allheilmittel kannte man bereits in der Antike, wie auch im Mittelalter. Und die hatten zweifelsfrei als Lebenselixier einen gewissen Erfolg, nämlich derart, wie Opiate wirken (Morphium gegen Schmerzen, Codein gegen Hustenreiz).

Mit Elixieren beschäftigten sich namhafte Persönlichkeiten, wie **Paracelsus**, von dem wir weiter unten noch hören werden. Zaubertränke und Elixiere spielen noch heute eine gewissen Rolle in Märchen und in der Fantasieliteratur, etwa bei Harry Potter. In diesen Romanen und Märchen wird der Zaubertrank oder das Elixier oft von magiekundigen Personen zubereitet und zu eigenen Zwecken eingesetzt, von Hexen, Magiern und Druiden. Diese magiekundigen Personen, manchmal guten, manchmal bösen Kräften zugetan, erhielten so oft starke Zauberkräfte, um sich selber Vorteile und den Gegnern Nachteile zu verschaffen.

Die Alchemie erlebte ihre Blütezeit ab dem 12. Jahrhundert und dauerte bis ins 18. Jahrhundert, was erstaunen mag. Vermutlich setzte die heutige Wissenschaft resp. das moderne Verständnis von Wissenschaft erst ab dieser Zeit ein. Ungefähr gleich lange geisterte noch immer die humoralpathologische Vier-Säfte-Lehre in der ärztlichen Wissenschaft herum.

Begonnen hatte die Alchemie weit früher: bereits das frühe Ägypten, Indien und China kannten darin eine Jahrtausend lange Tradition. Alchemie hatte immer einen Hang zur Esoterik, sowie zu Zauberei, Hexenwesen und Religion.

Man würde aber der ‚Disziplin' der Alchemie Unrecht tun, wenn man sie nur aus dieser Sicht sehen würde, immerhin trug sie auch zur Entwicklung neuer Verfahren und zu medizinischen Erkenntnissen bei. Sie war auch gewissermassen eine Vorstufe zur heutigen Chemie. So versuchte man, Stoffe aus Pflanzen zu extrahieren, um sie medizinisch und heilend zu verwenden oder man versuchte Stoffe abzukochen, zu kondensieren, zu mischen und zu reinigen, die dann zur Behandlung von Kranken herangezogen wurden.

Das Buch Geber

In den Jahren um 1144 (12. JH.) gelangte die (islamische!) Alchemie in den Westen. Ein gewisser **Robert von Chester** übersetzte nämlich im Jahre 1144 ,*Kitab al-Kimya*' (Buch über die Natur der Alchemie) des Persischen Gelehrten **Dschabir Ibn Hayyan**. Damit machte er dieses Buch in Europa populär.

Das Buch trug den Namen „**Geberi** *philosophi ac* alchimistae, maximi de alchimia libri tres" welches in die lateinische Sprache übersetzt (resp. in lateinischer Sprache verfasst) wurde. Man spricht heute vom **Buch Geber**. Manche behaupten, es handle sich nicht um eine Übersetzung aus einer arabischen Schrift und stamme auch nicht aus der Hand des Dschabir Ibn Hayyan, der um die Zeit des 9. JH. lebte. Sondern sind der Meinung, es könnten auch mehrere Latein schreibende Verfasser dahinter stehen. Nicht von der Hand zu weisen ist, dass es um das 12./13. JH. in Süditalien oder auch in Spanien entstand.

Wie auch dieses Buch zeigt, waren die alchimistischen Lehren durchdacht und wurzeln in philosophischen Gedanken über die Materie. Metalle, so die Vorstellung, waren keine einheitlichen, sondern zusammengesetzte Körper und man stellte sich vor, dass diese verändert und umgewandelt werden könnten. Man war der Meinung, Materie könnte durch alchemistische Einflüsse in teurere Metalle umgewandelt, sprich veredelt werden.

Der Gedanke, aus Materie Gold oder Silber machen zu können, lag also auf der Hand. Aber dahinter steckte noch weit mehr: sie wurden auch getrieben vom Verlangen, den **Geheimnissen der Natur** und damit den letzten Ursachen hinter den Dingen, auf die Spur zu kommen.

Das Buch Geber vertritt das Schwefel-Quecksilber-Prinzip. Die Grundstoffe waren **Schwefel, Quecksilber** und **Arsen**. Die Sonne (SOL), so die astronomische Beziehung, versinnbildlichte das Gold. Der Mond (LUNA) das Silber. Saturn das Blei, Jupiter das Zinn, Venus war gleichbedeutend wie Kupfer und der Mars verkörperte das Eisen. In einem ersten Abschnitt dieses oben dargestellten Buches wird über die Lehre von der hohen Kunst der Metallveredlung berichtet. Ein weiteres Buch (Kapitel) berichtet über die Erforschung der Metallveredlung. Danach berichtet ein Buch über die Auffindung der Wahrheit oder der Veredlung und eines von den Öfen.

Es geht darin auch um **Sublimation** (Übergangs eines Stoffes vom festen in den gasförmigen Aggregatzustand, ohne sich vorher zu verflüssigen.), um **Destillation** (Reinigung und Trennung meist flüssiger Stoffe durch Verdampfung und anschliessende Wiederverflüssigung), um **Deszension** (nach unten sinken, abstammen, abfallen), um Lösen von Substanzen im Wasserbad, um Zirkulationsgefässe, um Fixierungsgefässe. (Film Avatar [Atavar]: das vom Ursprünglichen abstammende, atavistisch heisst ursprünglich, Deszension. A.d.A.)

*‚Über das Quecksilber.*

*Das Quecksilber, auch Mercur genannt, ist nach Auffassung der Alten eine dicke Flüssigkeit, die im Innern der Erde aus einer ganz feinen weissen, erdigen Substanz und ganz reinem Wasser entstanden ist, indem diese durch die natürliche Wärme gekocht und ganz innig und fest miteinander vereinigt wurden, bis sich das Feuchte und das Trockene ausglichen. Es rollt leicht über eine ebene Fläche infolge seiner Feuchtigkeit und haftet trotz dieser Feuchtigkeit nicht an, infolge seiner Trockenheit, welche jene ausgleicht und ein Ankleben nicht zulässt. Es ist auch, nach Ansicht mancher Forscher, mit dem Schwefel zusammen die Materie der Metalle. Es vereinigt sich leicht mit drei Metallen, nämlich dem Blei, Zinn und Gold. Mit dem Silber etwas schwieriger, mit dem Kupfer noch schwieriger wie mit dem Silber. Mit dem Eisen vereinigt es sich nur, wenn man einen Kunstgriff anwendet. Daraus kann man ein Geheimnis erkennen: Es vereinigt sich gern mit den Metallen, die ähnlicher Natur sind wie es selbst, und es ist ein Mittel, um Tinkturen zusammenzusetzen. Es sinkt in ihm nichts unter, ausser dem Gold. Zinn, Blei und Kupfer werden von ihm aufgelöst und vermischen sich mit ihm. Ohne das Quecksilber kann man kein Metall vergolden. Man kann es auflösen und beständig machen, und es ist eine Tinktur für Gold von überreichlicher Kraft und hellem Glanz. Solange es in seiner eigentlichen Form in einer Mischung vorhanden ist, entweicht es nicht aus ihr. Es ist an und für sich noch nicht unsere Medizin, aber es kann bei ihrer Darstellung bisweilen mit Nutzen verwendet werden.‘*

(aus: die Alchemie des Geber, übersetzt und erklärt von Dr. Ernst Darmstaedter, Verlag Julius Springer, Berlin, 1922)

Quecksilber bildete als äusserst giftiges Schwermetall ein wichtiges Element für die Experimente der Alchemisten, wie auch das Arsen. Das war nicht ungefährlich und mochte manche Menschen, auch manche Alchemisten körperlich geschädigt haben. Weiter heisst es im Buch:

*‚Die Behandlung des Quecksilbers*

*Das Quecksilber verarbeitet man auf zwei verschiedene Arten. Nach der ersten Art amalgamiert man es nach unserer unten angegebenen Vorschrift. Nach der zweiten Art destilliert man es und stellt dann eine **Aqua vitae** her. Die erste Methode ist folgende: Man nimmt 48 Unzen Quecksilber, eine Unze Gold, eine Unze Silber, eine Unze Kupfer und eine Unze Blei. Schmilz diese Metalle und zwar zuerst das Kupfer und Silber, dann das Gold, zuletzt das Blei. Dann nimm die Metalle, die in einem grossen Tiegel sein sollen, vom Feuer weg. In einem anderen Tiegel hat man das Quecksilber gut erwärmt. Wenn nun das Metallgemisch anfängt zu erstarren, giesse* *das Quecksilber allmählich dazu und rühre mit einem Stab um, bringe (den Tiegel mit den Metallen) von neuem über das Feuer und rühre um, bis alles gut mit dem Quecksilber amalgamiert ist.*

*Bringe das Produkt während sieben Tagen zur Lösung und filtriere die Flüssigkeit durch ein Tuch. Den Rückstand mache durch Erhitzen flüchtig. Dieses Produkt behandle wieder mit seinem Wasser (das man vorher abfiltriert hatte) und lasse während vierzig Tagen eintrocknen. Man erhält so den Stein, den man fixiert und der dann bis ins Unendliche vermehrbar ist.'*

Mit dem **Aqua vitae** meinte man ansonsten die Herstellung eines Wasser des Lebens (**Lebenswasser**), welches im Mittelalter ein alkoholischer, destillierter Auszug war, resp. eine Bezeichnung für Branntwein oder Weingeist.

Man könnte Alchemie auch als die angewandte und weitergeführte Aristotelische Philosophie ansehen. In die Alchemie mischen sich aber auch mystische und theosophische Gedanken ein. In späteren Jahren kam es dazu, dass die Aristotelische Auffassung der ,Elemente' und die alchemistische Lehre von den Grundstoffen (Quecksilber, Schwefel, Arsen und später auch Salz) immer mehr bekämpft wurde, insbesondere, da die Alchemie sich des Unfuges und des Betruges sich immer häufiger schuldig machte und es immer zu stärkeren Exzessen, sprich Fehlbehandlungen und erfolglosen Experimenten kam.

Aber im 18./19. Jahrhundert wurde der alte Gedanke, dass es einen Urstoff (Grundstoffe) geben musste, wieder aufgenommen. Immerhin nahm man an, dass man den Wasserstoff als die Urmaterie aller Elemente ansah (Wasser). Das periodische System wurde aufgestellt und man sah sich erneut veranlasst, über die Beziehungen der Elemente zu einander nachzudenken. Und Forschungen zur Radioaktivität machen resp. machten es nötig, den Begriff des chemischen Elementes wieder zu überprüfen.

Die Alchemie hatte also auch zum Ziel, die **Panazee**, ein mystisch-geheimnissvolles, wichtiges und vor allem wirkungsvolles Allheilmittel herzustellen, was nie gelang. Es gab und gibt keine Allheilmittel.

**Panazee:** griechisch Panakaia, **Allheilmittel**
Ein mythisches Universalheilmittel, Arznei, Medikament zur Behandlung aller möglichen Krankheiten. Die Suche nach einem solchen Medikament (Stein des Weisen) galt in der Alchemie als Hauptaufgabe, neben der Veredelung von billigen Metallen zu Silber und Gold.

Neben der Allchemie waren schnell auch andere Begriffe und ,Medizin- und Heilungssparten' geboren. Neben der Iatromathematik blühten die Iatrochemie, die Iatrophysik, die Iatroastrologie und auch die Iatromedizin auf. Sie differenzierten sich in ihre Disziplinen.

Eine geschichtlich frühe Panazee ist von Galenos überliefert. Ihm zufolge half der **Theriak** (Allheilmittel) bei:

- Kopfschmerzen
- Skotomen (Gesichtsfelddefekte)
- Schwerhörigkeit
- Sehschwäche
- **Schwäche des Erkenntnisorgans**
- **Epilepsie**
- Dyspnoe
- Blutauswurf
- Appetitlosigkeit
- **Fresssucht**
- Darmparasiten
- Gelbsucht
- Nierensteinen
- Dysurie (Harnbeschwerden)
- Dyspepsien (Verdauungsstörungen)
- Bauchatonie
- Dysenterie (Durchfall, Ruhr)
- Lienterie (Durchfall mit Abgang unverdauter Speisereste)
- Herzleiden
- Ausbleibender Menstruation
- Hämorrhoiden
- Blutungen
- **Atonie der angeborenen Kraft**
- Podagra (Gicht der Füsse resp. Zehen)
- Gelenkrheumatismus
- Kachexie (Kräfteverfall, allg. Schwäche)
- Elephantitis, Elephantiasis (Fadenwürmer in Lymphgefässen, Lymphstau)
- Tetanie (Wundstarrkrampf mit oft tödl. Ausgang)
- **Seelenpassionen** (Gefühlsausdruck, erleiden, leidenschaftliche Hingabe)
- **Melancholie**
- Tiergiften
- Quartanfieber (Malaria, Wechselfieber)

Die in der Auflistung kursiv und fett gedruckten Diagnosen kann man in die Nähe seelischer, resp. psychischer Krankheitsbilder stellen.

Es war die **Zeit der Renaissance** angebrochen, also die Zeit zwischen dem Mittelalter und der frühen Neuzeit (1300 – 1600), wobei ihre Blütezeit um 1500 war. Um diese Blütezeit herum kam vieles in Bewegung. Ein gewisser Martin Luther verfasste seine berühmt/berüchtigten Thesen (z. B. gegen den kirchlichen Ablass) zusammen mit einem Zwingli. Sie revolutionierten die katholische Kirche, stellen so manches auf den Kopf. Die Epoche der wissenschaftlichen Revolution begann.

Diese Zeit beeinflusste die Medizin wie auch die Astronomie, die Physik, die Chemie und weitere Naturwissenschaften enorm. Den grössten Einfluss auf die

Medizin erlangten die beiden Naturwissenschaften Chemie und Physik. Für die althergebrachten Weisheiten eines Hippokrates und Galen hatte man wenig übrig und betrachtete diese für die Wissenschaft als hinderlich. Von Galen (Galenos) wandte man sich noch weit stärker ab als von Hippokrates. Es war die Zeit der Befreiung von der Autorität dieser antiken Autoren. Man wandte sich auch ab vom reinen Bücher- und Gelehrtenwissen des Medikus resp. des Universitätsgelehrten, das sich auf die verkrustete 4-Säftelehre eines Galenos (Humoralpathologie: Blut, Schleim, schwarze Galle und gelbe Galle) und auf die einfache Temperamentlehre eines Hippokrates bezog (Persönlichkeitstypologie: Sanguiniker, Phlegmatiker, Melancholiker und Choleriker).

Es brach die Zeit an, während der man sich eher beobachtbaren Naturwissenschaften zuordnete. Die beobachtbare Natur wurde zum Vorbild.

Es gäbe viele berühmte Alchemisten zu erwähnen, kaum einer nahm sich leider besonders der Psychischkranken oder speziell den seelischen Krankheiten an. In einem gewissen Sinne tat dies Hippokrates mit seiner Persönlichkeits-Typologie.

Zwei berühmte Alchemisten möchte ich hier besonders erwähnen.

- Heinrich Cornelius Agrippa von Nettesheim (1486-1535)
- Paracelsus (1493–1541)

**Agrippa von Nettesheim**, Deutscher Universalgelehrter meinte im Jahre 1530: „Ein Alchemist ist entweder ein Arzt oder ein Seifensieder." Agrippa war ein wichtiger Vertreter iatromathematischer bzw. astromedizinischer Lehren.

**Paracelsus** wiederum war ein wichtiger Vertreter des Iatromediziners, resp. Iatrochemiker. Er war Arzt und Alchemist. Von ihm wird weiter unten noch näher berichtet.

### Zu den einzelnen Iatros:
**1.) Die Iatromathematik und Iatroastrologie**
Die **Iatromathematik** (griech. ίατρος íatros = Heiler, Arzt; und zu μάθημα máthema = Wissenschaft, Mathematik) und auch die **Iatroastrologie**, die wiederum auch als **Astromedizin** bezeichnet wird, kann man als medizinisches Konzept darstellen. Es beruht auf der Astrologie und den dazugehörigen mathematischen Berechnungen, die die Stellung des einzelnen Menschen im Kosmos beschreibt. Es war die Wissenschaft von der Kalenderberechnung, so wie sie heute in der Astrologie noch immer angewendet wird. (Komputistik)

Es wurden beispielsweise aus den Zahlenwerten des Namens (manche nehmen auch den Geburtstag als Zahlenwert dazu) eines Menschen resp. Patienten dessen **Überlebenschance** errechnet. Was manchen als Unsinn erscheinen mag, ist für andere, die sich noch heute astrologisch beraten lassen, blutiger Ernst. Es geht auch hier wiederum mehr darum, woran und was man glaubt, als darum, was man wirklich weiss. (Wer nichts weiss, muss alles glauben!)

Das Sammelwerk ‚**Secretum Secretorum**' (das Geheimnis der Geheimnisse) geht vermutlich auf Aristoteles zurück. Die Vermutung liegt nahe, dass es sich um eine enzyklopädische Geheimlehre handelt. Ein Werk, welches wie viele andere, aus verschiedenen anderen Werken kompiliert (zusammengetragen) wurde. Die Kompilation stammt aus dem 10. Jahrhundert aus syrisch-persischen Kreisen und wurde um das Jahr 1234 ins Lateinische übersetzt. Das Sammelwerk hatte einen starken Einfluss auf das lateinische Abendland. Es enthält auch Ausführungen zur **Diätetik**, die **Zwölfmonatsregeln** sowie die **Vier-Jahres-Regeln** (Jahreszeiten-lehren).

Die Iatromathematik im Einklang mit der Iatroastrologie ging damit von einem (äusseren) **Einfluss der Gestirne** (Mond, Jupiter, Mars etc.) auf das Schicksal und den Charakter eines Menschen, sowie insbesondere auf den menschlichen Körper, sowie inkludierend **auch auf die menschliche Seele resp. Psyche** ein, somit also auf dessen Gesundheitszustand als Gesamtes. Die jeweilige astrologische Konstellation wurde als wesentlich für die Entstehung von Krankheiten angesehen. Insbesondere hatte sie direkten Einfluss auch auf die entsprechende Therapie, beispielsweise auf den Aderlass, der nicht zu jeder Zeit durchgeführt werden durfte.

So mussten die für den Aderlass günstigsten Zeitpunkte, wie auch für andere gesundheitliche Massnahmen anhand astrologischer (astromathematischer) Berechnungen bestimmt werden.

Da war also ein Zusammenhang von Planeten und Sternzeichen und dem menschlichen Organismus (Mikro- und Makrokosmus mussten sich entsprechen), wie auch mit der Iatromathematik/Iatroastrologie, die wiederum in einem gewissen Verbund standen mit der humoralpathologischen Vier-Säfte-Lehre des Galen und Hippokrates (Vier-Elemente-Lehre: Feuer, Wasser, Erde, Luft). Die Astromedizin war geboren. Ihre Blütezeit war im 16. Jahrhundert.

Ein weiterer Iatromathematiker, **Georg Tannstetter**, gab 1521 ein kleines Büchlein heraus. Es enthielt auch medizinische Ratschläge bezogen auf die Pestepidemie. Darin geht Tannstetter als Iatroastrologe teilweise auch ein auf psychische Faktoren. Er meinte, dass die physische und psychische Widerstandskraft gegen eine Ansteckung an Pest gestärkt resp. gefördert werde durch **die Freude** (als eindeutig psychischer Faktor) an sich, wobei **Traurigkeit** und **Zorn**, die ebenfalls psychische Faktoren sind, die Widerstandskraft (gegen eine Ansteckung der Pest) beeinträchtigt werde.

Georg Tannstetter betätigte sich als Arzt, obwohl er Professor für Mathematik und Astronomie (1510) und Rektor an der Universität von Wien war. Dann studierte er an der Medizinischen Fakultät. Der Erzherzog von Österreich beauftragte ihn für Arbeiten zur Astronomie, Astrologie und Kartografie. Zudem stand er in Diensten des Kaisers Maximilian I, der ihn für bestimmte Aufgaben resp. Gutachten auch an den Papst Leo X. vermittelte.

Tannstetter vermittelte dem Patienten die zugehörige **Genese**. Er legte Wert auf die Eruierung einer korrekten Herkunft (Ursache) einer Krankheit (Genese) und bestimmte so erst ein Geburtshoroskop. Er vermerkte den Aszendenten für Körperliches, den Ort des Mondes für die Disposition des Körpers und des Geistes, den Ort der damit verbundenen Sonnenherde, zog auch die Anstellung, die Ämter und die erfolgte Ehrungen des Patienten mit ein. Das Geburtshoroskop wurde dann in Verbindung zu einer Karte gebracht, die für das Auftauchen einer Krankheit erstellt wurde mit dem Zwecke, den Verlauf und das Ergebnis dieser Krankheit vorherzusagen.

Das klingt kompliziert und ist es auch. An solche Horoskope darf man glauben oder nicht, verstehen tun ein solches die wenigsten Menschen. Zauber und Magie bleiben.

## 2.) Die **Iatromedizin**

Eine vorwissenschaftliche Iatromedizin entwickelte sich aus begleitenden Disziplinen, der Iatrochemie und Iatrophysik. Sie vermischte sich aber auch mit der Iatroastrologie und Iatromathematik. Zum Inhalt hatte sie - neben Ausführungen zum Pfropfen der Bäume - auch Verrichtungen zum Blutentzug (Aderlass), Darstellungen zu allgemeinen Gesundheitsregeln, zur Urologie und führte Rezepte für die verschiedensten Krankheiten resp. deren Behandlung.

Die Iatromedizin richtete sich an medizinische Praktiker im Sinne einer **Volksmedizin**, die die universitäre Gelehrtenmedizin ablehnte. Sie hatte damit – durch die Volksmedizin - eine enge Verbindung zur **Diätetik** und nahm sich den Stichworten: Korpulenz, Fettleibigkeit, „Adipositas", Fettsucht wie auch den Themen der Fresserei und Völlerei an. Damit hatte sie zu tun mit der Beschreibung der richtigen Ernährung, dem Stoffwechsel usw.

Dieser Blickpunkt auf die Diätetik lässt sich erklären durch die menschliche Verdauung, den man sich als **chemischen Prozess** vorstellte. Das war neu und die Iatrochemie sah den Menschen vermehrt aus dem Blickwinkel ablaufender chemischer Prozesse, im Gegensatz zur Iatrophysik, die ihre Sichtweise auf die mechanischen Prozesse richtete.

Die allchemische Metallurgie (Metalle zu Gold umwandeln) führte zur Chemie, resp. Iatrochemie. Ähnlich erging es der Iatromedizin. Sie hatte ihre Wurzeln ebenfalls darin, denn man entdeckte die starke Wirkung von Metallen wie Zink, Wismut, Kobalt und Kupfernickel auf die Physiologie des menschlichen Körpers, meist noch und leider in schädlicher Art und Weise. Diese körperschädigenden resp. hochgiftigen Metalle, die man überdosiert anwandte, stammten aus dem **Bergbau** resp. wurden dort abgetragen und gewonnen.

Diese Metalle wirkten nicht immer nur auf eine schädliche Art, manchmal auch auf eine medizinisch beherrschbare, so dass daraus die Basis für eine Revolutionierung der Medizin hervorging. Die bisherige Kräutermedizin wurde ergänzt (teils abgelöst) durch die Iatromedizin, deren wichtigster Vertreter zu beginn Paracelsus wurde.

**Schwefel**, **Quecksilber**, **Arsen** und **Salz** wurden zu Grundstoffen dieser anfangs sicherlich alchemistischen anmutenden Iatromedizin. Die Behandlung von Syphilitikern durch Quecksilber wurde aber bald zu einem Behandlungsfundament für dieses Krankheitsbild. Die Syphilistherapie bestand nämlich darin, in tage- und wochenlangen Behandlungszyklen den Erkrankten **Quecksilbersalben** auf die erkrankten Hautpartien aufzutragen (auf die syphilitischen Hautgeschwüre), die überall am Körper auftreten konnten.

Anschliessend mussten sich die Syphilitiker, die sich oft in den Bädern der Bader durch Hurerei angesteckt hatten, tagelangen Schwitzkuren unterziehen. Bei der Behandlung mit diesen Quecksilbersalben kam es oft zu schweren, **tödlichen Vergiftungen** durch dieses toxische Metall.

Oft genügte den iatromedizinisch ausgebildeten Ärzten, sprich Quacksalbern der Einsatz von Quecksilbersalben als äusserlich angewandte Therapie nicht mehr: man verordnete auch die **innere Anwendung von Quecksilber**. Damit wollte man den überflüssigen Schleim (noch immer in der Manier der 4-Säfte-Lehre) beseitigen. Denn wenn sich nach der Verabreichung dieses giftigen Schwermetalles die Syphilitiker heftig übergaben, galt das als untrügliches Zeichen, dass die Behandlung anschlug.

Nichts gegen die Syphilis zu unternehmen war auch tödlich: so litten die an der Lustkrankheit (Franzosenkrankheit) angesteckten Syphilitiker für den Rest ihres gepeinigten Lebens an eitrigen Hautgeschwüren und Vernarbungen dieser. Im Spätstadium führte die Krankheit via Demenz (progressive Paralyse) in den sicheren Tod. Also war man gezwungen, etwas dagegen zu unternehmen.

Aber auch die martialische (iatrochemische) Behandlung mit einer Überdosis von Quecksilber führte früher oder später zum Tod vieler Erkrankten durch die Schwermetallvergiftung. In späteren Jahrhunderten wurde dann das potente Arsen, ein anderes giftiges Schwermetall zur Behandlung der Syphilis eingesetzt, teils in Kombination mit Quecksilber, dies auch um 1900 und in den folgenden Jahren, bis die Therapie dann mittels Antibiotika erfolgte.

Arsen sieht zuckerhaltig aus und ist geruchs- und beinahe geschmacklos. Arsen war bereits im Altertum bekannt und war das Mittel der Wahl, wenn man unbeliebte Menschen unbemerkt töten wollte. Die Einnahme von Arsen führte nach heimlicher oraler Aufnahme zu einem langsamen und qualvollen Tod und konnte damals und auch im Mittelalter im Körper nicht nachgewiesen werden.

Arsenintoxikationen werden für den Tod folgender Persönlichkeiten verantwortlich gemacht:

- Kaiser Britannicus (durch Nero)
- Papst Pius III
- Papst Klemens XIV (durch Papst Alexander VI und Caesar Borgia's Sohn
- Charles Francis Hall (durch seine meuternde Truppe)
- Napoleon Bonaparte

Salvarsan hiess das damalige arsenhaltige Erfolgsmittel bei der Bekämpfung von Syphilis und war teils erstmalig erfolgreich.

## 3.) Die Iatrochemie

„Die **Iatrochemie** – abgeleitet von griechisch: ιατρός (*iatrós* = Arzt) und χημεία (*chemeia* = wörtlich »die Kunst der [Metall]giesserei«, „Chemie") – und auch als **Chemiatrie, Chemiatrik** oder **Chymiatrie** bezeichnet, ist eine vor allem von Paracelsus im 16. Jahrhundert verbreitete Nutzbarmachung der Alchemie (als Grundlage zur Herstellung möglichst reiner Heilmittel) für die Medizin."

https://de.wikipedia.org › wiki › Iatrochemie

Noch wandelte die Iatrochemie in ihren nebligen Anfängen und musste erst durch einige berühmte Ärzte und Wissenschaftler der damaligen Zeit entdeckt und angewandt werden. Viele Ärzte (Medikus, Universitätsgelehrte mit reinem Bücherwissen) aber auch die verbreitete Volksmedizin und insbesondere die damalig herrschende kirchliche Vorstellung von Medizin und Krankheit waren noch immer tief verhaftet in der Vier-Säfte-Lehre eines Galen und in der ärztlichen Auffassungen eines Hippokrates. Diese antiken Vorbilder waren allgegenwärtig und bestimmten die Eingriffsversuche der Ärzte in die Erkrankungen der Menschen.

Iatrochemisch und in antiken Vorbildern waren bei medizinischen Behandlung im Vordergrund: die **Harnschau**, der **Aderlass**, das **Schröpfen** mit Blutegeln oder vakuumierten Gläsern und beispielsweise auch das **Abführen** (Purgation). Immerhin griff man auch auf Erkenntnisse aus der Botanik und insbesondere auch auf die Kräuterlehre zurück. Auch kirchliche Rituale wie **Teufelsaustreibungen** und **Beschwörungen** wurden zur Heilung der Kranken herbeigezogen, selbstverständlich nicht in einem iatrochemischen Sinne, sondern in einem magischen oder theologischen.

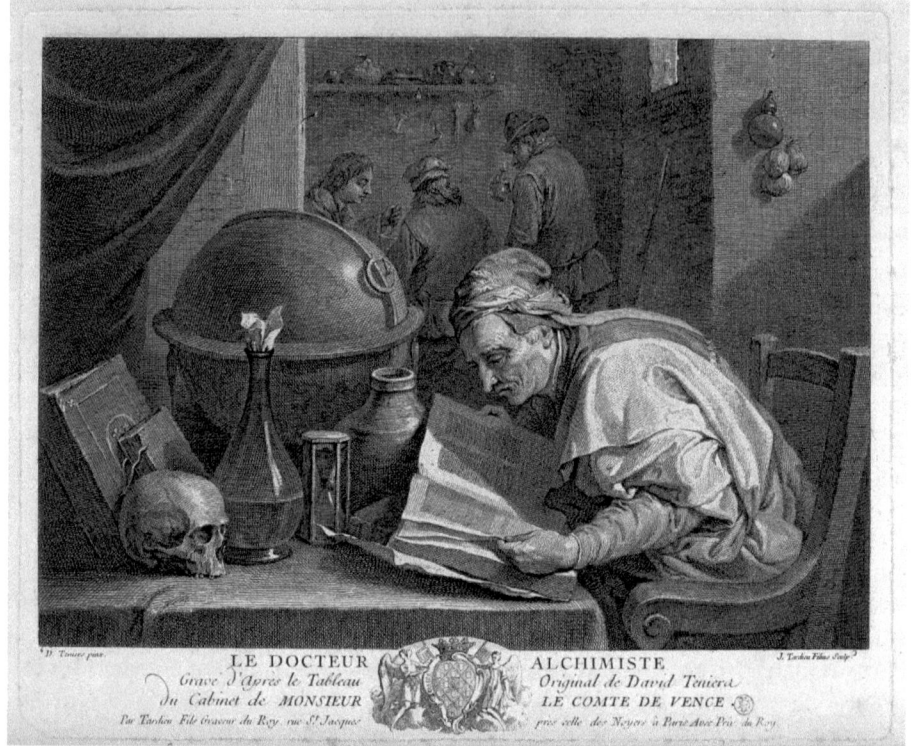

LE DOCTEUR
*Gravé d'après le Tableau*
*du Cabinet de MONSIEUR*
*Par Tardieu Fils Graveur du Roy. rue St. Jacques*

ALCHIMISTE
*Original de David Teniers*
LE COMTE DE VENCE
*prés celle des Noyers à Paris Avec Priv. du Roy.*

Bildherkunft: Alchemist des 17. Jahrhunderts. Stich von Jean Tardieu aus dem 18. Jahrhundert eines Gemäldes von David Teniers II mit dem Titel „Le Docteur Alchimiste" www.wikipedia.com

Ein wichtiger Vertreter der Iatrochemie war, wie gesagt, Paracelsus. Er wandte bei der Behandlung von Kranken das äusserst toxische Quecksilber als Allheilmittel an. (Allheilmittel oder Panazee's waren: **Quecksilber, Theriak, Mithridatium,** der **Stein des Weisen** als ‚lapis philosophorum', **Aurum potabile** oder die Gold-Essenz)

Wichtig im Zusammenhang ist die Tatsache, dass die Kritik an der Humoralpatho-logie einher ging mit der Entstehung der Iatrochemie. Die Iatrochemie stellte sich gegen die Medicus-Universitätsgelehrtheit und propagierte den Dreiklang: **experientia - experimenta – ratio.** (Erfahrung – Erprobung – Vernunft). Es deutet sich ein Vorverständnis für chemische Abläufe, resp. Stoffwechselkrankheiten im menschlichen Körper an. Iatroastrologie und Iatromagie wichen in den folgenden Jahrhunderten zugunsten der Iatrochemie.

In die Iatrochemie resp. Iatromedizin zog nun das Mineral ein. Verwendet wurden Schwefel, Quecksilber, Arsen und Salz als mineralische (chemische) Medikamente. Das war die entscheidende Neuerung. Zur Behandlung von Krankheit wurden mineralische Salze (Minerale) eingesetzt und wie sich im Falle des Quecksilbers zeigte, leider in extensiver wie auch intensiver Manier.

Der Boden für die Iatrochemie war gelegt und aufbauend auf ihr folgten weitere berühmte Iatrochemiker ihren Spuren. Man spricht dann von einer nachparacelsischen Iatrochemie.

Sie entwickelte neue Lebens- und Krankheitskonzepte. Seit Andreas Vesals neuen Anatomiekenntnissen, den neuen Kenntnissen durch Experimente, den sensationellen Beobachtungen durch die Vergrösserungen durch Mikroskope und den neuen Erkenntnissen der Physik gerieten die alten Fundamente der Natur- und Lebenserklärungen in arge Nöte. **Das antike, humoralpathologische Lehr- und Lügengebäude geriet ins Wanken.** Man äusserte immer mehr Zweifel an der Unfehlbarkeit altertümlicher Autoritäten, die höchstens noch von klerikalen und anderen Macht erhaltenden Kräften unterstützt wurden.

Die Zeit des Experimentes war geboren, Erfahrung und Vernunft waren angebracht. Das musste unweigerlich zu neuen Lebens- und Krankheitskonzepten führen. Es verfestigte sich die Denkweise dass alles Menschliche, jeder Lebensvorgang schlechthin chemisch begründet sein müsse. **Die Iatrochemische Schule war geboren.** Die Chemie wurde in der Medizin hoffähig und wandte sich gegen das Aristotelische, das Galenische und Hippokratische.

Der Wittenberger Professor der Medizin **Daniel Sennert** (1572 – 1637), der unter den Ärzten ein hohes Ansehen genoss, gab im Jahre 1619 noch eine wichtige Schrift heraus, die sich gegen Aristoteles und Galen wandte: *„De chymicorum com aristotelicis et galinicis consenu ac dissensu".* Auch er setzte sich für die Einführung der Chemie in die Medizin ein. Er kannte die Schriften des Paracelsus und folgte dessen Meinung. Seine Schrift hat die Akzeptanz der Chemie als Bestandteil der Medizin zur damaligen Zeit gefördert.

In den folgenden Jahrhunderten war die Chemie als Therapie innerhalb der Medizin unbestritten und erhielt immer mehr Bedeutung. Immer mehr chemische Medikamente kamen durch Ärzte zur praktischen Anwendung und wurden in die **Pharmakopöen** (Arzneibuch) aufgenommen.

1696 erschien ein weiteres Buch, in Deutsch geschrieben, welches auch zur **Spagyrik** Anweisungen enthält. Überschrieben mit: *„Chemia rationalis,* das ist *Vernunftmässige Anweisung, wie vermittelst der spagyrischen Kunst, aus den drey Reichen der Natur die itziger Zeit gebräuchlichsten Artzeney-Mittel bereitet werden sollen. : Welcher beygefüget ist Praxis Chimiatrica, oder Kurzer doch deutlicher Unterricht, wie die vornehmsten Kranckheiten des menschlichen Leibes, aus ihren Ursachen und Zeichen sattsam erkannt, und mit vorhero gezeigten Medicamentis glücklich curiret werden können. Alles nach den Grundsätzen der neuen Philosophiae ausgearbeitet, und aus den Englischen, in das Hochteutsche übersetzt, auch mit nützlichen Registern versehen'.*

Galen war hilflos geworden. Mächtig, aber auch reduktionistisch, erstarkte die **Chymia** innerhalb der Medizin, neben der Ratio, der Experientia und dem Experiment. Aber diese einseitige Schau war auch reduktionistisch und so konnten nicht alle Krankheiten nur mit der chemischen Medizin verstanden und behandelt werden. Aber die Chemie war als Teildisziplin der Medizin geboren und behielt dort fortan ihren gewichtigen Platz.

Ebenfalls als berühmter Iatrochemiker zu erwähnen, weil für diese Zeit wichtig, ist der flämische (belgische) Arzt und Naturforscher **Johann Baptist van Helmont**, der zwischen 1579 und 1644 lebte. Auch er war ein Arzt, der in den Fußstapfen seines grossen Lehrers und Vorbildes Paracelsus stand. Er war der herausragendste Paracelsist des 17. Jahrhunderts und in seiner Bedeutung für die Medizin- und Wissenschaftsgeschichte nicht zu unterschätzen.

### Johann Baptist van Helmont

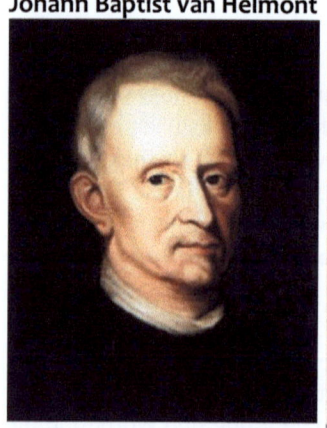

**Johann Baptist van Helmont**
Fotoherkunft: wikipedia

Flämischer Universalwissenschaftler, Arzt, Naturforscher und Chemiker. Begründer der Iatrochemie, Anhänger des Paracelsus. Studierte Galen, Hippokrates und Avicenna, lehnte aber die Lehre Galens, die galenische Medizin bald ab.
Krankheiten waren gemäss Helmont eigenständige Wesen, die von aussen in den Körper drangen und ein Organ befielen und dessen Funktionalität beeinträchtigten.

Geboren: 12. Januar 1577 (1580) in Brüssel
Gestorben: 30. Dezember 1644, Vilvoorde, Brüssel

**Aus:** Wikipedia

Auch er wandte sich gegen die antiken Vorbilder Galen, Aristoteles und Hippokrates. Obwohl selber ein Paracelsist, entwickelte er eigene Vorstellungen und studierte lange Jahre intensiv in seinem Privatlabor. Er begründete damit die laborierende Medizin. Dies, weil er wegen der klerikalen Verfolgung quasi auf Hausarrest gesetzt war, weil die Kleriker ihm Häresie, vermessene Arroganz und eine Nähe zu lutherischer und calvinistischer Lehre vorwarfen. Er analysierte deswegen verborgen im hauseigenen Labor verschiedene Gase und entwickelte eine eigene Theorie des **Lebensgeistes** (**Archeus**), auch als **Spiritus vitae** erwähnt.

Zu dieser Theorie des Lebensgeistes entwarf er ein Modell, in dem er den Wohnsitz dieses Archeus oder Lebensgeistes in den Oberbauch verlegte und zwar in den Magenmund (Herzgrube/**Hypochondrium**), dem er den „Brunn-Quell der Seele" zuordnete. Immerhin plädierte er für die Bauchseele, überhaupt für den **Sitz der menschlichen Seele im Bauch**. Seele war bei ihm weniger im Gehirn lokalisiert, sondern eher in der Bauchgegend und seltsamerweise im Hypochondrium. Früher wurde Hypochondrie auch als Milzsucht umschrieben.

Noch heute ist ein Hypochonder ein eingebildeter Kranker, ein Schwermütiger, der sich voller Angst einbildet, schwer krank zu sein oder krank zu werden. Bereits bei geringfügigen Beschwerden deutet er Krankheitssymptome, die er sich derart einbildet dass sie für ihn eine hohe Überzeugung, sogar Gewissheit annehmen.

**Hypochondrie** ist heute eine weltweit anerkannte psychiatrische Diagnose (ICD 10 – F45.2, Hypochondrische Störung). Sie verbindet sich mit einer Störung des Sozialverhaltens.

### Hypochondrische Störung F45.2
‚*Vorherrschendes Kennzeichen ist eine beharrliche Beschäftigung mit der Möglichkeit, an einer oder mehreren schweren und fortschreitenden körperlichen Krankheiten zu leiden. Die Patienten manifestieren anhaltende körperliche Beschwerden oder anhaltende Beschäftigung mit ihren körperlichen Phänomenen. Normale oder allgemeine Körperwahrnehmungen und Symptome werden von dem betreffenden Patienten oft als abnorm und belastend interpretiert und die Aufmerksamkeit meist auf nur ein oder zwei Organe oder Organsysteme des Körpers fokussiert. Depression und Angst finden sich häufig und können dann zusätzliche Diagnosen rechtfertigen.*‘ (aus: ICD-10 entnommen)

Van Helmont meinte, ‚*dass der Magen mehr über den Kopf, als der Kopf über den Magen zu gebieten habe*‘. Nach ihm war der Magen (Bauch) im Mittelpunkt, resp. die Wurzel des menschlichen Leibes, ‚*woraus die Strahlen des Lebensgeistes gar gemächlich sowohl hinauf, als herabwerts, ausgehen können*‘. Nach ihm würde das Gehirn vom Magenmund/Herz her, wie von einer Sonne, durch aufsteigende Strahlen erhellt. (Strahlen gleich Sonnengeflecht?)

Er sieht weiter ein Zusammenspiel von Magen und Milz als „zweiherriges Regiment", indem die Milz dem Magen über viele Pulsadern einen Gärungssaft verschaffe.

Wie bei Paracelsus nahm auch Van Helmont an, dass die **Theorie des Mikrokosmos-Makrokosmos** Beachtung finden müsse, auch wenn er – im Gegensatz zu Paracelsus – die paracelsische Theorie mit ihrer stark astrologischen Ausrichtung zwar geneigt war abzulehnen, in dem er an der traditionellen Auffassung festhielt, dass über die Milz der SATURN wie ein Irrstern seinen üblen Einfluss ausübe.

Er meinte, dort (in der Milz) entstünden durch die Einbildung und Fantasie **krank machende Bilder** und nannte diese Bilder „ideae morbosae". Diese würden sozusagen als Krankheitssamen den Lebensgeist im Magenmund (Hypochondrium) so stark beeindrucken, das daraus beinahe sämtliche Krankheiten entstehen könnten.

Diese Vorstellung – so psychosomatisch sie noch heute klingt – ist eine mittelalterliche Beschreibung des Hypochonders, der sich auch durch sich selbst vorgestellte krankmachende Bilder (Ein**BILD**ungen von Krankheiten) in psychosomatischem Sinne einbildet, an einer schweren Krankheit zu leiden. Er sah diese „ideae morbosae"-Bilder an als „Krankheitssamen".

Man kann immerhin akzeptieren, dass Ideen und Einbildungen noch heute ihre negative Wirkung ausüben können, wenn sie negativ konnotiert sind. Hassideen beispielsweise oder politische Ideen aus der Zeit des Nationalsozialismus oder Ideen aus dem kalten Krieg.

Wie so viele Theorien, nicht nur jene des Mittelalters, verrennen sich oft im Absurden. So auch Johann Baptist van Helmont. Diese Bilder des Schreckens nämlich würden teils via Einfluss der Milz die **Pest** im Magenmund (Hypochondrium) **entstehen lassen,** welcher das Pestgift enthalte. Solche Bilder seien, so Helmont, in der Lage, 'überaus gifftig und kräfftig den Lebensgeist... zu beflecken und die Pest hervorzurufen'.

Die galenische Medizin sah die Krankheit als Verwirrung der Säfte. Diese waren aus dem Gleichgewicht geraten. Helmonts paracelsische Vorstellung von Krankheit war, dass es sich hierbei um *eigenständige Lebewesen handelte, die von Aussen in den Körper eindrangen* und sich dort in einem besonderen Organ nieder liessen und deren Funktionalität beeinträchtigte. So gesehen könnte man ihm die erste Vorstellung einer Krankheitstheorie durch Infektionen oder Parasiten unterschieben (Infektiologie, Parasitologie.

Auf jeden Fall stellte er sich alle Lebensvorgänge als chemische Prozesse vor, die er als Gärung bezeichnete und die er auf gasförmige Fermente zurückführte. Immerhin synthetisierte er 1644 schwefelsaures Kupferoxidammoniak (Kupfer-salmiak), entdeckte das Kohlegas (Kohlenstoffdioxid) bei der Verbrennung von Holz.

Weiter entdeckte er, dass die körperlichen Verdauungsprozesse nicht durch Hitze, sondern durch Säuren verursacht würden. Er beobachtete den gärenden Wein und isolierte aus ihm das Kohlenstoffmonoxid sowie das Kohlenstoffdioxid. Er erkannte auch die grosse Bedeutung der Salzsäure bei der Verdauung von Speisen im Magen.

Als Arzt erwarb er sich auch einen guten Ruf bei der erfolgreichen Behandlung von:

- Epilepsie
- **Tobsucht** (Tollheit, Verrücktheit)
- Syphilis
- Blasenstein
- Wassersucht.

Wobei interessant für uns die Behandlung der Tobsucht (Anfälle von Raserei) ist. Immerhin ist damit die Tobsucht ein psychiatrisches Problem resp. eine **psychische Störung**, die meist als **Manie** eine hochgradige **psychische Erregung** meint, die in einer **aggressiven Entladung** sich manifestiert.

Ein Tobsuchtsanfall hat eine hysterische Komponente, die früher auch als **Delirium hystericum** bezeichnet wurde. Diese psychische Erregung wird meist von einer gesteigerten motorischen Unruhe begleitet. Die unverhoffte Entladung der psychischen Erregung führt oft zu Sachbeschädigungen, mit aggressiven Tendenzen gegen andere Menschen (Wutausbruch).

Allerdings war auch Helmont in gewissem Sinne noch ein Alchemiker. Immerhin war er selbst davon überzeugt, dass ihm die Transmutation (Verwandlung) von Quecksilber in Gold gelungen sei.

Er verfasste **Werke zur Pest** (*Tumulus pestis: Gründlicher Ursprung der Pest, dero Wesen, Art und Eigenschafft, als auch deroselben zuverlässig und beständiger Genesung, 1681*) sowie ein weiteres **Hauptwerk über die Arzneikunst** (*Aufgang der Artzney-Kunst, das ist: noch nie erhörte Grund-Lehren von der Natur, zu einer neuen Beförderung der Artzney-Sachen, 1683*) Verlegt nach seinem Tod.

Von Interesse für dieses Werk ist auch die Unterscheidung zwischen **Seele** und **Geist** in seinem Werk. Seele ist die (**anima sensitiva**), Geist die (**mens**). Nach ihm ist das nicht dasselbe. Und die Seele hat ihren Sitz im Mund des Magens (Hypochondrium) und das Gemüth (Geist) sitzt in der sinnlichen Seele (anima sens). Dieser anima sens kommen psychische Vorgänge wie Fühlen, Wollen, Empfinden, Wahrnehmen und Vorstellen zu und auch Formen des Denkens und die Fähigkeit, Denkakte zu vollziehen. Auch die Fantasie gehört in den Bereich der anima sensitiva.

Helmont war auch der Ansicht, dass auch Tiere eine Seele haben, allerdings war diese Seele vergänglich und eher ein *'lebhaftes und lebendiges Licht der beseelten Dinge'*. Und der Geist (mens) sei, im Gegensatz zum Tier, unsterblich, unwandelbar, selbstständig und gottebenbildlich.

Das Gehirn sieht er als Glied, welches die Gedanken der Seele vollzieht, soweit es die Herrschaft hat über die Nerven.

Helmont meinte, denn wenn einer (ein Mensch, A.d.A.) nicht die Fähigkeit besitzt, die Äusserungen und die Wesenheit des Geistes (mens) zu begreifen, so wird er auch nicht imstande sein, die Geheimnisse der Natur zu verstehen. Soweit die Ausführungen zu van Helmont.

Trotzdem hielt sich das galenisch-hippokratische Moment noch immer innerhalb der Ärztemedizin (Iatromedizin), wie die **Signaturlehre**. Daneben trödelten noch viel zu viele Ärzte in den Bereichen der Iatromagie (iatromagischen Signaturlehre) und Iatroastrologie. Diese ärztlichen Glaubensdisziplinen waren so schnell nicht auszurotten. Noch heute haften genau diese im Denken so mancher Esoteriker.

## Exkurs: Tierprozesse

Im Mittelalter gab es auch Prozesse gegen Tiere, so etwa gegen Rinder, Wölfe, Hunde und oft gegen Schweine. Anlass waren schwerwiegende, tödliche Angriffe auf Menschen. Da die beschuldigten Tiere sich selber nicht verteidigen und weil sie nicht sprechen konnten, wurde ihnen eine Art Verteidiger zur Seite gestellt. Beginnend im Europa des 13. Jahrhunderts dauerten solche abstruse Tierprozesse bis in die ersten Jahre des 16. Jahrhunderts.

1451 etwa wurde in Lausanne gegen Blutegel im Genfersee ein förmliches, geistliches Strafverfahren angestrengt. Die bösen Blutsauger erhielten einen Klagebescheid, wurden vorgeladen und offiziell des Landes resp. des Sees verwiesen. Da sie die Anklage ignorierten, wurden sie zuerst dreimal verwarnt und danach wegen Ungehorsams gegen die Kirche verflucht.

Tiere wurden durch die Kirche exkommuniziert und offiziell denunziert, wenn sie z. B. Ernten vernichteten. Obwohl auch diese Tiere als Geschöpfe Gottes betrachtet wurden, konnten die Menschen sie nun, ohne Skrupel oder Mitleid mit ihnen zu haben, töten (erwürgen, hängen, verbrennen, totschlagen oder auch bei lebendigem Leib vergraben).

Besonders hervor tat sich Frankreich bei diesen Tierprozessen. So erklärte der Kardinalbischof der Diözese Autun, France, um 1480 den Nacktschnecken den Krieg resp. die Ausrottung. Die Schnecken galten nun quasi als vom Teufel besessen. Er ordnete eine dreitägige Prozession an und ermächtige die Menschen damit, die Plagegeister auszurotten.

Die Beispiele gelten heute als kurios, waren damals aber durchaus ernsthaft gemeint und beschäftigten Kirchen und Richter gleichermassen.

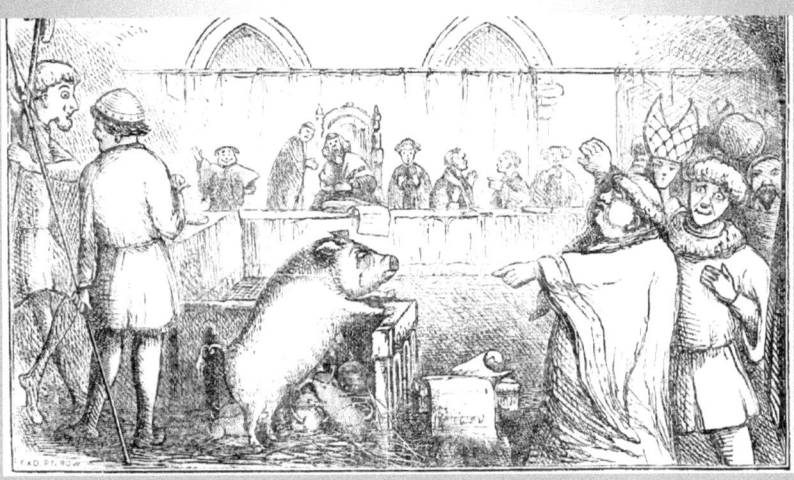

Bild: histoiredelafolie,Lavigny 1457: ‚Eine Sau wird zu Tode verurteilt, weil sie ein Kind getötet und gefressen hatte'…

Damals aber war man behaftet in einer spiritualistisch geprägten Religiosität katholisch/-protestantischer Prägung mit dem Hang zum magischen Denken. Da gab es auch den **Archeus**, den **Lebensgeist**, der verantwortlich war für Krankheit und Gesundheit. Chemische Medikamente hatten die Lebensgeister entweder zu beruhigen oder anzuregen. Genauso gerieten aber auch – nebst neuen Chemiemittel – auch Zaubermittel in die Pharmakopöen.

**Signaturlehre:**
Signaturen gelten als: Geruch, Geschmack, Farbe, Gestalt (Aussehen), Struktur, Beschaffenheit, Standort, Wachstumsphase und Lebensdauer. Die Lehre besteht darin, dass aufgrund bestimmter Pflanzenmerkmalen auf eine bestimmte Heilwirkung geschlossen wird. Paracelsus meinte: ‚Die Natur zeichnet ein jegliches Gewächs zu dem, darzu es gut ist.‘ Spuren der Signaturlehre finden man heute noch in der Volksmedizin sowie in der Geschichte der Heilkräuter. Sie ist bekannt seit der Antike und im noch älteren China.

Die Signaturenlehre ist die Lehre von den Zeichen in der Natur, die als Merkmale auf Ähnlichkeiten, Verwandtschaften oder auch innere Zusammenhänge hinweisen.

Beispiel aus der Signaturenlehre:
**Beifuss (Artemisia vulgaris)** auch **Frauenkraut** genannt.
Gemäss Signaturenlehre ist der gewöhnliche Beifuss (vulgaris = gewöhnlich) den Planeten Venus und Saturn, den Organen Magen, weiblichen Organen und den Elementen Erde und Feuer zugeordnet.

Schon der Vulgärname ‚Beifuss‘ zeigt den besonderen Verwendungszweck dieser Heilpflanze - im Sinne der Signaturenlehre – an, nämlich **„bei dem Fusse"**. Daher sollen bereits früh Soldaten sich Beifussblätter bei langen Märschen in die Sandalen, Schrunden und offenen Wunden ihre Füsse gelegt haben. Noch heute finden wir den Beifuss in entsprechenden Fußsalben.

Man kennt auch eine innere Anwendung des Beifusses. Er wird zur Förderung der Verdauung und Durchblutung des unteren Bauches genutzt. Daher ist der Beifuss auch ein spezielles ‚Frauenkraut‘, weil der Unterleib (durch eine erhöhte Gestagenproduktion) einer Frau durch den Beifuss fruchtbarer werden soll. Zudem fördert der Beifuss die Wehen bei der Geburt oder löst diese aus. Heute steht der Beifuss im Fokus der Wissenschaft im heroischen Kampf gegen Krebs, Malaria und TBC.

Die Traditionelle Chinesische Medizin hat sich dem Beifuss ebenfalls angenommen. Hier wird er unter vielen anderen Indikationen verabreicht, weil ihm eine austreibende, ableitende, geburtserleichternde, krampflösende, harntreibende, kreislaufanregende und menstruationsbeschleunigende Wirkung nachgesagt wird.

In der Volkskunde wird er auch bei Galle-, Leber-, Stein- und Nierenleiden, beim Ausbleiben der Monatsblutung, bei Unfruchtbarkeit, Blähungen, Blasenentzündungen, chronischen Eierstockentzündungen, Durchblutungsstörungen, Durchfall, Gebärmutterkrämpfen, Geburt, Hämorrhoiden, kalten Füssen und kalten Händen, Menstruationsbeschwerden und Menstruationskrämpfen, bei Mundgeruch, Muskelkater, müden Beinen, Nervenanspannung, Neuralgien, Schlafstörungen, Übelkeit, Unruhe, Verdauungsschwäche, Wechseljahrbeschwerden und beim ausbleibenden Eisprung eingesetzt und verabreicht.

Aus der Signaturlehre sind bekannt:

* Naternkopf (Echium vulgare)           contra   Schlangenbisse
* Leberblümchen (Hepatica nobilis)      contra   Leberleiden
* Schlangenschmalz                       contra   Schlangengift
* Froschlaich und Safran                 contra   innere Blutungen
* Kröten                                  contra   die Pest
* Wolfsleber                              contra   Leberleiden

Wieder zurück zur Iatrochemie. Dass sich die Iatrochemiker nicht sonderlich mit psychischen Krankheiten herumschlugen, ist zwar eine Tatsache, aber immerhin auch sie beschäftigten sich beispielsweise mit der Krankheit **Melancholie**, wenn es in ihren Büchern über die Melancholie heisst: *'Diese Erkrankung ist nicht so verrückt. Wenn das stimmt, ist die Krankheit melancholischer Ausdruck, üblicherweise gesteuert* [ausgedrückt] *von Traurigkeit, Schlafstörungen, Versagen, Angst oder anderen* [Symptomen].'

Immerhin, das drückt eine Depression bereits recht genau aus, sind das noch heute Kardinalsymptome für diese Krankheit.

Auch religiöse Vorstellungen sind zu finden, wenn die Melancholie verbunden wird mit einer Krankheit eines Menschen, dessen Seele nachts mittels einer Eule an den Teufel verschlagen (verkauft) wurde. Es herrschte die Vorstellung vor, dass ein an Melancholie erkrankter Mensch sich (nachts) an einen Teufel verkauft habe. Dies mit Hilfe einer Eule.

Es findet sich auch Ausdrücke wie manis (Manie), phrenesis (Wahnsinn), amentia (nicht bei Geist sein, wahnsinnig), Melancholie (Schwermut) sowie auch Typhomanie (bei Typhus auftretende Fieberdelirien).

Ein **fiebriges Delir**, wenn es bekannterweise auch durch den Typhus bedingt war, trat mit dem psychischen Phänomen der Verwirrtheit auf. Das **Delirium** ist eine Form der **Psychose mit Bewusstseins- und Orientierungsstörungen**, welche oft begleitet wird mit einer **Bewusstseinstrübung (Verwirrtheit)**, **Halluzinationen**, **Rausch, Erregung körperlicher wie psychischer Art, Sinnestäuschungen** bis hin zu **Wahnideen resp. Wahnvorstellungen.**

### 4.) Die Iatrophysik (Iatromechanik)

*Die **Iatrophysik** (<u>griech.</u> iatros: Arzt, Heilkundiger) bezeichnet im 17. Jahrhundert eine, unter anderem auf den physikalisch-mechanistischen Vorstellungen des Philosophen <u>René Descartes</u> aufbauende, medizinische Lehre, nach der die Lebensvorgänge und die krankhaften Veränderungen im Organismus – neben der Lehre der <u>Iatrochemie</u> und im Gegensatz zur tradierten Vorstellung des <u>Galenos</u> – physikalisch (als Iatrophysik) und mechanisch (als **Iatromechanik**) bedingt sind.* (**Aus: Wikipedia**)

Die Iatrophysiker beriefen sich oft auf den grossartigen Gelehrten **René Descartes** und versuchten auf die Lebensprozesse mit physikalischen und mechanischen Mitteln Einfluss zu nehmen. So ging es um den **Blutkreislauf** und um die Hydrodynamik des Blutes oder um die mechanischen **Funktionen des Herzens**, welches nun wie eine Pumpe verstanden wurde. Arme und Beine erhielten die Funktion des Hebels. Der Mensch wurde gleichsam als Maschine verstanden.

**Santorio Santorio** (Sanctorij Sanctorij) gilt als Begründer der Iatrophysik. Er lebte zwischen 1561 und 1636, wurde im slowenischen Koper (Capodistria, Istrien) geboren und verstarb in Venedig. Er war ein italienischer Mediziner, der physiologische Untersuchungen, auch an sich selbst und als einer der Ersten systematische Stoffwechselforschungen anstellte.

Er wurde Professor für theoretische Medizin in Padua, später auch in Venedig. Santorio führte das **Thermometer** in die klinische Praxis ein und zog die Messung der **Pulsfrequenz** in als diagnostisches Hilfsmittel heran. Sein Hauptwerk hiess: ,Ars de statica medicina', 1614.

Die Iatrophysik, die eng mit der Iatromechanik verbunden war, ist eine von diesen Ärzten vertretene Gesundheits- und Krankheitsauffassung (17. JH.), die alles von der inneren physikalischen Struktur, der äusseren Form sowie der mechanischen

Veränderlichkeit interpretierte. Auch sie wurde damals reduktionistisch, vereinfacht dargestellt.

Die Meinung war, dass man den Mensch rein physikalisch erklären könne. Alles sei physikalisch/mechanistisch rekonstruierbar und auch mathematisch berechenbar. Es war quasi eine Art von **Maschinentheorie**, die über die Menschen gestülpt wurde. Vorstellung des Menschen als Maschine.

So entwickelte insbesondere René Descartes eine Lebenstheorie, die alle Vorgänge des Menschlichen Körpers auf **physikalisch-mechanistische Prinzipien** reduzierte. Die **Zirbeldrüse**, seltsamerweise, wurde zum Zentralsitz der **wahrnehmenden und denkenden Seele** (Anima rationalis). Sie wurde zu einer Art Mittelpunkt oder Zentralsteuerorgan dieser Mensch-Maschine.

**René Descartes**

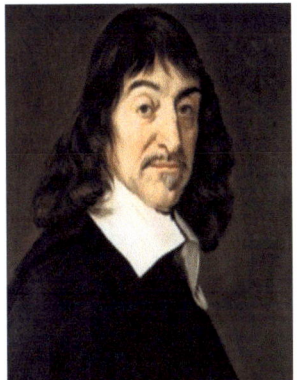

René Descartes
Fotoherkunft Wikipedia org.

Französischer Philosoph, Mathematiker, Naturwissenschafter. Studierte Jura, verdingte sich als Soldat.
Stichworte zum seinem Werk: Erkenntnistheorie, Ethik, Metaphysik, Physik.
Wurde wegen einiger seiner Schriften von Theologen (Kleriker) verfolgt, musste seinen Aufenthaltsort mehrmals fluchtartig verlassen.

Geboren: 31. März 1596, Frankreich
Gestorben: 11. Februar, 1650, Stockholm, Schweden

Aus: Wikipedia

Bildherkunft: http://www.biography.com/scholar/rene-descartes

Seine Werke wurden vom Klerus verboten, wobei der Heilige Stuhl seine Schriften sogar auf den **Index Librorum Prohibitorum** setzte (1663). Er habe sich bei seinen naturwissenschaftlich orientierten Studien (Werke) zu wenig Gott ergeben, resp. diesem zu wenig Raum gelassen. Ihm drohte eine Verurteilung wegen Häresie und oder Blasphemie, die die Todesstrafe in Aussicht stellte.

Erneut zeigte sich, hier anhand von Descartes, dass der (mittelalterliche) Klerus gewillt und in der Lage war, den menschlichen Fortschritt und insbesondere die Entwicklung der medizinischen Wissenschaften mittels ihrer suppressiven und restriktiven, man darf (in geschichtlicher Bezugnahme) auch sagen menschenverachtenden Religionspolitik zu unterdrücken oder zumindest zu retardieren verstand. Wo wäre die Medizin heute, wenn sie nicht Jahrtausende lang durch die Religion schlechthin an ihrer Entwicklung (kreativen Genese) gehemmt worden wäre? Wo wäre die heutige Wissenschaft, wenn das Galenische, Aristotelische und Hippokratische durch die Kirche *nicht* jahrhundertelang gestützt, wenn nicht gefördert worden wäre?

Dasselbe gilt auch für die psychiatrischen und psychologischen Wissenschaften. Auch hier war die Kirche resp. der führende Klerus mitschuldig an deren retardierten Entwicklung. Das durch die psychiatrische und psychologische Forschung entstandene neue Menschenbild passte nicht in ihr damalig religiöses (spirituelles, sakrales, frommes, gottgläubiges) Menschenbild. Auch keine päpstliche Bulle war der psychiatrischen und psychologischen Forschung wohlgeneigt, kein einziger Konzilbeschluss, keine Bibelstelle. Dagegen hielt der rückwärtsgewandte, orthodoxe Klerus gerne die Dämonologie und den Exorzismus, den Sündenfall und die ohne Religion möglicherweise den Forschern (Iatrochemie, Iatrophysik) entgleisende Ethik und Moral.

Die meisten Religionen tragen in sich das kulturelle Phänomen, menschliches Verhalten, humanalltägliche Denkweisen und anthropomorphische, kulturell-gesellschaftliche Wertvorstellungen normativ zu beeinflussen. Im Mittelalter galt eine **psychische Erkrankung als Strafe Gottes**, die ursächlich in die Nähe der Häresie und Blasphemie gerückt wurde. In der mittelalterlichen Renaissance kam es zu grausamen und unmenschlich kirchlichen Hexenverfolgungen, denen viele psychisch erkrankte Frauen zum Opfer fielen.

Trotzdem muss hier, einem freiheitlichen Verständnis der Psychiatriegeschichte geschuldet, erwähnt werden, dass damals vor allem religiöse Gemeinschaften wie Klöster oder gewisse Orden sich der psychisch Kranken annahmen.

Daher ist es nicht wunderlich, dass im heutigen klinischen Psychiatriealltag (in der jüngeren und modernen Psychiatriegeschichte) am Beispiel der psychiatrischen Anamneseerhebung das Thema der religiösen oder spirituellen Ausrichtung des Patienten eine eher marginale, wenn nicht gänzlich vernachlässigbare Rolle und Gewichtigkeit zufällt.

Der spirituellen Dimension des in die Psychiatrie eingelieferten Patienten wird noch heute in etlichen Institutionen kaum eine entsprechende Aufmerksamkeit zuteil, sie wird eher ignoriert. Religion und Spiritualität ist quasi Privatsache und bleibt, gemäss Menschenrechten, unangetastet. Dies könnte den Weltreligionen dienlich sein. Obwohl Religion und Religiosität genauso wie kulturelle, soziale und arbeitsgesellschaftliche Bedingungen psychisch Krank machen können. „Gottes-vergiftete", speziell religiöse Konvertiten, können zu Mördern und Verbrechern werden, das zeigen jüngste Nachrichten der Weltmedien.

Eine psychiatrische Erkrankung mit ausgeprägten religiösem Bild wird zurzeit weder in der ICD-10 noch im DSM-5 speziell aufgelistet, obwohl man aus der Störungen her den religiösen Wahn und auch die Gottesvergiftung als Krank-heitsbild kennt in psychiatrischen Institutionen auch pathologisiert. Allerdings ist die Ausgangsdiagnose beispielsweise eine Depression oder eine Paranoia z. B. innerhalb eines schizophrenen Geschehens, zu der sich eine ausgeprägte religiöse oder spirituelle Komponente, respektive ein Kontext oder Inhalt gesellt. (Religiös oder spirituell gefärbte Psychose)

Zurück zu Descartes. Die Jesuiten, deren Schüler er pikanterweise einst war, taten sich ihm gegenüber besonders feindlich gesinnt hervor und kämpften an vorder-ster Front für ein Verbot seines Werkes. Die Ablehnung zog sich noch über Jahrzehnte hindurch und führte auch dazu, dass über Descartes der **königliche Bann** gegen die Verbreitung aller seiner Lehren an französischen Schulen ausge-sprochen wurde.

Es war auch hier die Furcht vor einer drohenden Inquisition, welche Descartes ver-anlasste, gewisse Werke zeitlebens nicht zu veröffentlichen, wie seine Schrift **„Über den Menschen"** (Traité de l'homme, verfasst 1632), welches posthum erst im Jahre 1662 erschien. Manchmal musste er hastig seines Wohnortes entfliehen und in ferne, ihm weniger feindlich gesinnte Staaten auswandern.

Seine physiologischen Modellvorstellungen waren integraler Bestandteil seiner Philosophie, indem er den menschlichen (lebenden) Organismus auf dessen Mechanik reduzierte. Damit wurde er zum Begründer der neuzeitlichen Iatro-physik. Er dachte sich den **Menschen als Maschinenautomaten**. Selbst die Tiere betrachtete er als reine Maschinen, die nach ihm auch keine Seele besässen.

Er wird als der Vater der neueren Philosophie bezeichnet. Er begründete den von der Vernunft überzeugten modernen Rationalismus. Diese Richtung seines Denkens wird noch heute als **Cartesianismus** bezeichnet. Sein Credo lautete: Ich denke also bin ich! Cogito ergo sum! Soviel zu René Descartes.

Beim Thema der Iatrophysik muss innerhalb des physiologischen Forschungs-zweiges unbedingt auf den **Blutkreislauf** eingegangen werden. Huangdi Neijing beschrieb, dass sie das Blut im Körper mit der Lebensenergie Qi vermische. Hippokrates war der festen Meinung, dass die Arterien die Luft aus der Lunge transportieren und das Herz mit seinen drei Kammern der Sitz von Intelligenz, Vitalität und Wärme sei.

Dann kam Galen und wollte wissen, dass die Arterien das hellrote Blut unter hohem Druck und die Venen dunkelrotes Blut unter niederem Druck enthalten. Er war auch der Meinung, dass die verdaute Nahrung in die Leber wandere und dort in neues Blut umgewandelt würde und via Venen dann zum Herzen gelange, wo es sich mit Luft aus den Lungen vermische.

Dies wissen wir von der Pneumalehre des Galenos und auch, dass er die Lehre des Hippokrates übernahm und erweiterte. Er postulierte eine Lebenskraft ,Physis', die in den Körperteilen verschiedene Aufgaben zu erfüllen hatte. Im Gehirn, als Sitz der Seele, befände sich das Zentrum dieser Lebenskraft. Es war das ,Pneuma psychikon' für Empfindungen und Bewegungen verantwortlich. Im Herzen verlieh sie als ,Pneuma zooikon' dem Körper Wärme und werde durch die Atmung ständig ergänzt und über die Gefässe im Körper verteilt.

In der Leber war sie als ,Pneuma physikon' zuständig für die Blutbildung, die Ernährung und für das Wachstum. Das Blut wurde nach Galen aus der Nahrung gebildet und aus den Nahrungsüberschüssen die Galle, wobei die Leber die gelbe und die Milz die schwarze Galle bilde.

Galens Lehre von der Blutbewegung (Blutkreislauf) geriet immer stärker unter Druck, weil sie so, wie er sie damals beschrieb, nicht stimmte. Auch die jeweiligen Funktionen der Organe stimmten nicht im Zusammenhang mit dem Blutkreislauf überein.

Dann ,entdeckte' Galen im Herzen der Menschen die poröse Herzscheidewand. Diese Entdeckung war rein aus der Natur der nicht überprüfbaren Vorstellung seines Denkens und zwar deshalb, weil er den kleinen und den grossen Blutkreislauf noch nicht kannte. Diese poröse Herzscheidewand, durch die das Blut auf die andere Seite des Herzens hindurch sickere, gab es nämlich nicht.

Sogleich stellten neuzeitlichere Iatrophysiker diese Theorie Galens entschlossen in Frage. Was für eine Impertinenz, auch aus der Sicht der damaligen Kleriker. Aber auch arabische Ärzte stellten die galenische Theorie des porösen Herzseptums recht früh in Frage. Denn bereits im goldenen Zeitalter der islamischen Medizin um das 8. Und 9. JH. war man, was das Herz anging, anderer Meinung als Galen, aber diese Erkenntnisse wurden im mittelalterlichen Europa ignoriert.

Ein anderer arabischer Arzt schliesslich, der zwischen 1213 und 1288 lebte, er hiess **Ibn an-Nafis**, beschrieb den Blutkreislauf anders. *'Das dicke Septum ist nicht perforiert und besitzt keine Poren... Das Blut aus der rechten Kammer muss durch die Vena areriosa [Lungenarterie] in die Lunge gelangen, sich dort verbreiten, mit Luft vermischt werden und die Arterie venosa [Lungenvene] zur linken Kammer des Herzens gelangen und dort den Lebensgeist formen'.* Dies könnte die erste Beschreibung des Lungenkreislaufes von der rechten Seite durch die Lunge zur linken Seite sein.

Dann fertigte **Leonardo da Vinci** seine an Präzision nicht zu übertreffenden anatomischen Zeichnungen an (die Septumporen darstellten, obschon Leonardo da Vinci sie selber nicht sehen konnte und der Arzt **Andreas Vesalius** bemerkte dazu, dass auch er keine Poren finde: *'Selbst ein dünnes Borstenhaar könne nicht von einer Kammer zur anderen dringen'.* Bald war man auch so weit in der Forschung, dass man sicher war, es gäbe nicht drei Herzkammern, wie Galen es postuliert hatte, sondern nur zwei und entdeckte die Herzklappen, die das Blut nur in eine Richtung fliessen liessen. Weiter entdeckte man, dass das Herz sich zusammenziehe (kontrahiere), damit das Blut fliesse.

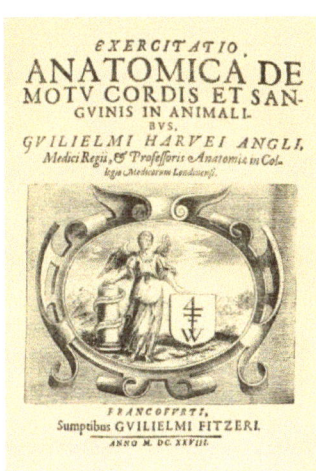

Schliesslich gelang dann dem englischen Physiologen und Arzt **William Harvey** (1578 - 1657) endlich im Jahre 1628 alle diese erwähnten Puzzleteile richtig zusammen zu fassen und beschrieb damit als erster den gesamten Blutkreislauf, so wie wir ihn noch heute kennen. Harvey hatte eine grosse Erfahrung in der Sektion lebender und toter Tiere. Anfänglich heimliche Forschungen an verstorbenen Menschen fanden bald die Billigung des König Karls I, obwohl dies die Kirche zu dieser Zeit noch immer unter strenge Strafe stellte.

William Harvey und sein berühmtes Werk von 1628 ‚Anatomica de motu cordis'.

Harvey gelang mit der richtigen Zusammenführung aller bekannten Puzzleteilen eine für diese Zeit sensationelle Synthese. Allerdings fand seine Entdeckung anfänglich nur wenig Resonanz. Viele Ärzte waren noch immer Anhänger des ehrwürdigen Galen und taten sich schwer mit Harveys Synthese.

Man beschimpfte Harvey und nannte ihn verächtlich den „Circulator", was ihm viel Spott und Ablehnung bescherte.

Es mussten noch Jahrzehnte vergehen, bis man die **Lungenkapillaren** als letztes Puzzleteil des Blutkreislaufes entdeckte und jeglicher Spott für Harvey verstummte. Die Kapillaren waren die Verbindungen zwischen den Venen und den Arterien.

Harvey wurde nicht nur bekannt wegen seiner Blutkreislauf-Forschung, sondern auch wegen seiner embryologischen Forschung. Er postulierte nämlich, dass sich alles Leben aus dem Ei entwickele.

Für die damaligen Forschungen der Iatrophysiker galt nicht allein jene des Blutkreislaufes. Man machte auch grosse Entdeckungen im Bereich der Muskelphysiologie. Man entdeckte beispielsweise, dass auch das Herz nichts anderes war als ein runder, hohler Muskel.

Im Weiteren forschte man im Bereich der Lungenphysiologie und Atemmechanik. Mittels der recht jungen Beobachtung durch Mikroskope entdeckte man auch Physiologisches der verschiedensten Organe, durch die man in der Lage war, endlich die Lungenkapillaren nachzuweisen. Das optische Instrument ermöglichte die vielfache Vergrösserung von Gewebe- und Organsubstanzen, was bis anhin von blossem Auge nicht sichtbar war.

Man entdeckte:

- Die Blutkörperchen
- Die Faserstruktur der Augenlinse
- Die Samentierchen (Spermien)
- Die Querstreifung der Muskulatur
- Die sekretorische Drüsenfunktion der Leber (Gallensaft)

## 5.) Die **Iatrotheologie**
Interessant ist, dass sich die Ärzte von damals auch mit medizin-theologischen Fragen beschäftigten. Noch heute spielt der Glaube bei vielen Ärzten nicht nur insofern eine Rolle, dass sich sich fragen, ob es denn einen Gott gäbe oder nicht, sondern sich ihnen auch in der therapeutischen Situation die Frage nach Gott und Gottes Willen etc. stellt.

Die Erforschung des Urknalls beispielsweise, die implizit auch Fragen der Entwicklung (Ausbreitung) des Weltalls enthält und Fragen nach dem Sein oder dem Wesen des Seins, dem Woher und dem Wohin der Menschheit oder nach dem Sinn des einzelnen Menschen oder menschlichen Daseins, fragt auch automatisch nach dem Schöpfer (dieses Urknalls, dieses Universums, des Lebens und dem Lebendigen etc.). Es ist im Grunde genommen die Frage nach Gott. Muss, kann oder soll ein Wissenschaftlers auch religiös sein und an einen allmächtigen Schöpfer bzw. Gott glauben? Und wenn ja, warum? Und wenn nein, warum nicht?

Neben jeder ärztlichen Tätigkeit sind auch in der psychiatrischen Behandlung **religiöse und spirituelle Probleme und Störungen** mitunter relevant und zwar dann, wenn sie beispielsweise im Rahmen der Behandlungsbedürftigkeit einer psychischen oder auch psychosomatischen Erkrankung ein nicht zu vernachlässigendes Thema darstellen oder das Religiöse selbst zu einer behandlungsbedürftigen Erkrankung geführt hat. Noch heute wird postuliert, dass der Einfluss des Glaubens auf die Psyche stark ist oder dass mittels Religion resp. durch den Glauben man psychische Gesundheit, also weit mehr als nur inneren Lebenshalt, finden kann.

Beispiele: Gottesvergiftung, religiöser Wahn, Abstammungswahn, Deprogrammierung einer pathogenen Lebensauffassung durch Sekteneinfluss, Deprogammierung bei religiöser Radikalisierung von Konvertiten resp. ehemaligen IS-Kämpfern, Konversionstherapie bei Homosexualität (wobei diese oft durch kirchliche Institutionen, aber auch durch dem Religiösen eng verbundenen Psychiater oder therapeutisch ausgebildeten Psychologen vollzogen wird).

Die mittelalterliche Iatrotheologie stellte sich mitunter die Frage, ob **Krankheit** (auch Krankheiten der Psyche) **als Teil göttlichen Wollens und Handelns** zu verstehen ist, obwohl natürlich Ursachen erkennbar sind. Sie stellten sich, zusammen mit den sie möglicherweise indoktrinierenden Kleriker, die Frage, ob **Krankheit als göttliche Strafe** (weswegen?) **oder Weg** (wozu?) zu verstehen ist. Bei einer Bejahung dieser Frage verwundert es nicht, dass viele Psychischkranke damals als Sünder bestraft wurden und dabei viele Frauen als Hexen ihr Leben auf dem Scheiterhaufen verloren.

Die Iatrotheologen waren der Ansicht, dass Jesus Christus als ‚**Heiland der Welt**‘ zu verstehen war und als solcher wirken musste. Jesus war schliesslich für die Gläubigen der ‚grosse Arzt‘, der die Kranken heilte, auch durch Wunder. Der also die Krankheiten der Menschheit imstande war zu heilen (**Christus medicus**) und mitunter auch verantwortlich und ursächlich gemacht wurde für die Wunderheilungen an Wallfahrtsorten. Dies an diesen Orten meist durch Heilige oder Selig-gesprochene der Katholischen Kirche (Wallfahrtsheilige).

Allerdings wurde Gott selbst hin und wieder auch vom Volk verantwortlich ge-macht, z. B. für die Seuchen, die er als Strafe für die Ungläubigen und Sünder sich ausdachte und auf die gottlose, satansgläubige Menschheit übergoss (Pest, Cholera, Syphilis etc. als Gottesstrafe). Manche Menschen fielen nämlich, ange-sichts der schrecklichen Seuchen, die viele Tote und Kranke forderte, in eine Un-gläubigkeit, fielen vom Christusglauben ab und bezichtigten Gott als bösartigen Verursacher dieser Seuchen. Manche rückten ihn in die Nähe seines Gegen-spielers.

**Iatrotheologie/theurgische Medizin** versus **magischen oder animistisch-dämonis-tischen Heilpraktiken.**

Die **Iatrotheologie** oder die ärztliche Theologie, wie auch die **theurgische Medizin** verstand die menschlichen Krankheiten also als Teil des göttlichen Wollens und Handelns, egal ob natürliche Ursachen erkennbar waren oder nicht. Im Grunde genommen wurde damit jede Krankheit als göttliche Strafe (Bestrafung) oder als vorgeschlagener (Heils-)Weg verstanden.

Die Krankheit geht in ihrer Ursache auf die Erbsünde zurück, quasi auf kollektive, aber auch auf individuelle Verfehlungen. Der Kranke hatte in seinem (oder früheren) Leben einst gesündigt oder hatte Verfehlungen begangen. Nur Jesus Christus als der ‚Heiland der Welt', als grosser Arzt und ‚Christus medicus' ist in der Lage, diese Krankheiten zu heilen, die Sünden zu vergeben resp. zu erlassen und/oder die Verfehlungen zu verzeihen oder zu begnadigen. Klerikale Bedeutung hat dies, indem nur der kirchliche (katholische) Weg ins Heil und in die Genesung führte, also via Kirche, Glaube und Bischof und Papst – zumindest galt dies für das Mittelalter. In einem gewissen Gegensatz zur Iatrotheologie steht die Theurgische Medizin.

Kennzeichnend auch für ein **theurgisches Medizinkonzept** – im Gegensatz zum iatro-theologischen Christus-Medicus-Konzept, welches sich eng auf das Ober-haupt der Kirche bezog (Gott, Jesus Christus, Trinität), ist ebenfalls die Annahme, dass Krankheit und Gesundheit göttlichem Einfluss unterliegen. Dieses theur-gische Konzept lehnte sich also stark an das Christus-Medicus-Konzept an.

Göttliches Handeln beeinflusste den Gesundheitszustand des gläubigen Patienten (meist) durch die Vermittlung eines Priesterarztes. Theurgische Medizin kann demnach als die Wissenschaft vom göttlichen Heilhandeln aufgefasst werden. Sie bezieht sich auf **einen Gott** oder auch auf eine **vielzahlige Götterwelt**, mit ihren diversen Göttern. Ihre praktische Umsetzung erfolgt durch kultische Handlungen an gottgeweihten Stätten (Tempel). Frühe Heilkulte dieser theurgischen Art waren der ägyptische **Imhotep-Heilkult** und der **Asklepios-Heilkult** (Asklepios-medizin) des antiken Griechenland (Stichwort: Hippokrates) und der römischen Kaiserzeit. In gleicher Bedeutung fielen die Medizin-Konzepte der **Maya** und der **Azteken.**

Sie alle schreiben die Krankheit und die Heilung also dem Wirken übernatürlicher, göttlicher Kräfte und Ursachen zu, wobei das böse Wirken von negativen, diabolischen oder dämonischen und geisterhaften Kräften in allen innewohnte.

Die theurgische Medizin wie das Iatro-Theologische Konzept ist scharf **abzugrenzen von magischen oder animistisch-dämonistischen Heilpraktiken**, die sich auf die verschiedensten, **bösartig wirkenden Dämonen und Geistern** beruft. Die magisch-animistischen Heil- oder Krankheitskonzepte kennen zwar auch den ‚Priesterarzt', dieser ist jedoch vom Typus des **Magiers** oder **Schamanen.**

Bei näherer Betrachtung vermischen sich diese Heilskonzepte bedenklich miteinander. Mindestens im **Grundsubstrat** sind alle gleich oder ähnlich. Einmal bezieht man sich auf Gott, einmal auf Dämonen und Geister. In der Art und Wirkungsweise dieser beiden Lehrkonzepte oder Heilsgebäude unterscheiden sie sich eher schwach. Viele Parallelen und Ähnlichkeiten scheinen ihn diesen Konzepten zu stecken. Würden die verschiedenen heutigen, führenden Vertreter dieser Heilskonzepte in einem Gespräch aufeinander prallen, gäbe es einen deftigen Streit unter ihnen, müssten sie sich voneinander deutlich und klar verständlich unterscheiden. Auch die Wirkungsweisen ihrer Konzepte wären kräftig inneinander verwoben und auch ihre jeweiligen Dämonen- und Götterwelten hätten eine Verwobenheit, die für viele Menschen nur schwerlich und mühevoll zu unterscheiden wären.

Die Iatrotheologie wäre als Thema unvollständig dargestellt, wenn nicht auch noch einige Worte zur **Kunst des Lebens und des Sterbens** gesagt würden. Die Ärztemedizin hatte zum Thema, wie auch noch heute, die Frage nach dem richtigen und guten Leben, wie auch zu Fragen des richtigen Sterbens zu stellen. Im Sterbeakt, quasi in den letzten Stunden und Minuten vor dem Nichts (Tod, Auferstehung), wird gemäss kirchlicher Lehre entschieden, wohin die weitere Reise des Menschen gehen wird. Es ist die **Himmel-Hölle-Frage.**

Diese Frage stellte sich im Element der Iatrotheologie auch im Spätmittelalter, wo der Theologie-Arzt sich in der Kunst des heilsamen Sterbens und der Sterbebegleitung (**ars moriendi**) übte. Im Gegensatz zum bewusst gestalteten Leben (**ars vivendi**), wozu eine strenge Gottgläubigkeit und ein rechtschaffenes Leben gehören musste, hatte die ars moriendi zum Ziel, dem sterbenden Christen eine Anleitung zukommen zu lassen, wie er in einem guten Sinne zu sterben resp. vor dem Tod bewusst zu Leben hatte. In seiner Todesstunde nämlich musste er sich unwiderruflich entscheiden, ob und wie seine **Seele errettet** werden sollte.

In den Sterbebüchlein sind Anleitungen (zuerst nur für die Priester bestimmt), wie sie am jeweiligen Sterbebett ihren letzten seelsorgerischen Beistand zu leisten haben. Waren diese Büchlein anfänglich nur für theologisch gebildete Priester oder Priesterärzte bestimmt, dann aber später weiter verbreitet wurden, gab es diese bald in einer volkssprachlichen Fassung. Diese Sterbebüchlein fussten auf früheren theologischen und philosophischen Schriften, beschäftigen sich mit Todesbetrachtungen, mit der gottgefälligen Lebensführung, orientiert an christlichen Geboten und Verboten und mit der richtigen Art (Kunst) zu sterben. Euthanasie heisst ‚gutes Sterben' und geht auf den antiken Euthanasiebegriff zurück.

Mit den Euthanasievorstellungen des Nazi-Reichs haben diese wenig bis nichts zu tun, auch wenn sie für diese pervertierte Form der Euthanasie als Grundlagen oder zur Unterstützung des braunen Gedankengutes gedient haben mögen.

Im Grunde genommen ist die Ars-moriendi-Literatur eine **Gattung von Erbauungsbüchern,** welche auf dem Hintergrund der verheerenden Pestepidemien und den damals die Menschen verunsichernden gesellschaftlichen Veränderungen, wie Hungersnöte, Kälteperioden, Syphilis-Epidemien etc. verfasst wurden. Sie sollten die Christen damals bewusst mit ihrer Vergänglichkeit, sprich mit ihrem Tod konfrontieren. Es ging um das ewige Heil jenseits des Todes und sollte in diesem Sinne auf ein **heilsames Sterben** und gottgerechtes Leben davor verhelfen.

Diese Erbauungsbücher, insbesondere die Ars-moriendi-Bücher hatten zum Zweck:

- Verachtung der Welt (die Diesseitigkeit, Weltlichkeit)
- Abwertung des Leiblichen (Körperfeindlichkeit)
- Dualität zwischen Diesseits (Lebenswelt) und Jenseits
- Aufruf zur Busse und Umkehr
- Vorbereitung auf das kommende Gericht (beim Sterben)
- Abwendung geistig-seelischer Sinneslust zu memento-mori.

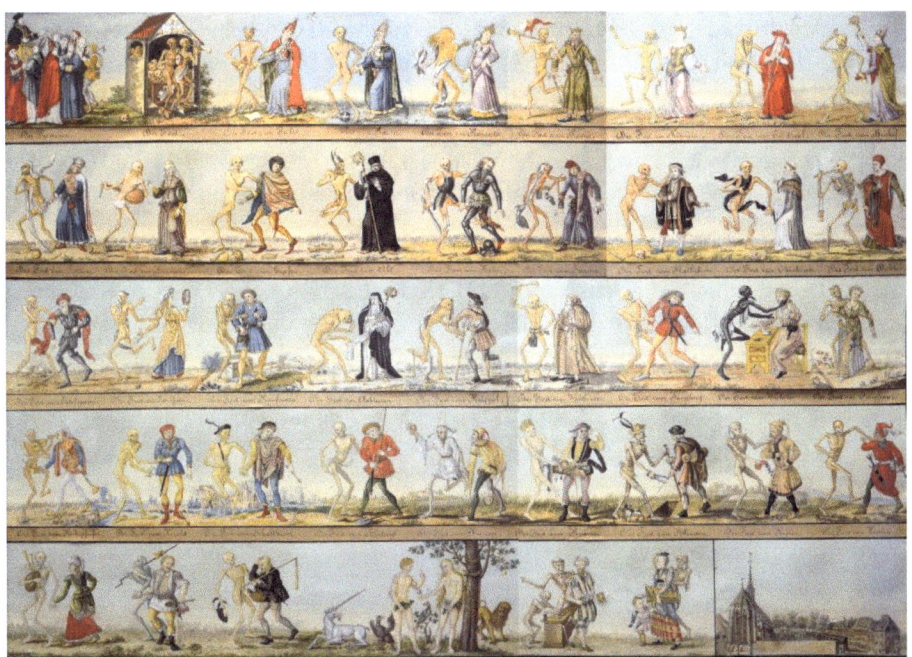

https://upload.wikimedia.org/wikipedia/commons/a/a2/Historisches_Museum_Basel_Totentanz.jpg

Was in diesen Ars-Moriendi-Büchern beinahe nie fehlte, war eine Darstellung (Motiv) des Totentanzes. Im damaligen Volksglauben würden die Verstorbenen um Mitternacht aus ihren Gräbern aufsteigen und tanzen. Trafen sie nachts auf lebende Personen, würden sie ihnen zuraunen: *„Was ihr seid, das waren wir; was wir sind, das werdet ihr."*

Die meisten Totentänze zeigen Bilder eines Reigens mit Menschen jeden Standes (Reiche wie Arme) und jeden Alters, welche mit Toten tanzen, die als Skelette dargestellt waren.

Heute setzen wir uns eher mit der **Ars amandi,** (Kunst des Liebens) auseinander. Die Ars moriendi wird heute eher als Ars amandi verstanden. War im Mittelalter der Brennpunkt auf den baldigen Tod gerichtet, wird heute in vielen Erbauungsbüchern das christliche Sterben nicht mehr am Rande des Lebens gesucht, sondern genau inmitten dieses jetzigen Lebens. Es wird geübt in der Kunst des Lebens resp. in der **Kunst des Liebens**. In der Liebe zum Nächsten.

Sie, die Ars amandi besteht nicht in der Verachtung der Welt, nicht in der Abwertung des Leiblichen, nicht auf die Dualität zwischen Diesseits und Jenseits, sondern vielmehr auf dem Diesseits, nicht auf Aufruf zur Busse und Umkehr, nicht auf der Vorbereitung auf das kommende Gericht und schon gar nicht auf der Abwendung einer geistigen und seelischen Sinneslust. Es geht um die Haltung des ‚Liebend-Verschenken-Wollens‘, nicht des Haben-Wollens (E. Fromm)

Im Gegensatz zur mittelalterlichen Ars-moriendi-Literatur sucht heute die Liebesfähigkeit die **Freiheit**, die **Ich-Stärke** und die **Freude am Leben** des Individuums. Die **Stärkung der Identität** des Einzelnen ist ein guter und sinnvoller Beitrag zu einer umfassenden heutigen Ars amandi. Heute gilt: Nicht die Verachtung des Lebens (wie damals) macht das Sterben leichter und damit auch das Leben leichter, sondern die **Erfahrung erfüllten Lebens**! Zu erfülltem Leben aber gehört vor allem die Erfahrung, geliebt zu haben und zu lieben.

Zum Schluss der Ausführungen über die Iatrotheologie will ich den Philosophen Epikur zu Wort kommen lassen:

*‚Gewöhne dich‘,* schreibt er seinem Freund Menoikeus, *‚an den Gedanken, dass der Tod für uns ein Nichts ist. Beruht doch alles Gute und alles Üble nur auf Empfindung, der Tod aber ist die Aufhebung der Empfindung. Darum macht die Erkenntnis, dass der Tod ein Nichts ist, uns das vergängliche Leben erst köstlich. [...] So ist also der Tod, das schrecklichste der Übel, für uns ein Nichts: Solange wir da sind, ist er nicht da, und wenn er da ist, sind wir nicht mehr. Folglich betrifft er weder die Lebenden noch die Gestorbenen, denn wo jene sind, ist er nicht, und diese sind ja überhaupt nicht mehr da. Der Tod ist für uns ein Nichts.‘*

Aus Epikur: Brief an Menoikeus. Zitiert nach: Epikur. Philosophie der Freude.

# Paracelsus

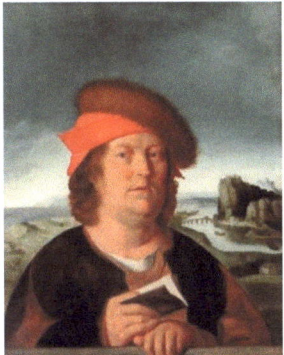

**Paracelsus**
Fotoherkunft Wikipedia org.
Bürgerlich hiess er Theophrastus Philippus Aureolus Bombastus von Hohenheim, gab sich selbst aber den Namen Paracelsus.

In der zweiten Hälfte des 16. Jahrhunderts war er der berühmteste Arzt (Iatrochemiker) seiner Zeit. Daneben betätigte er sich auch als Naturphilosoph, Alchemist, Laientheologe und Sozialethiker.

Geboren: 1493, Einsiedeln, Schweiz
Gestorben: 24. September 1541, Salzburg, Österreich
**Aus:** Wikipedia

Paracelsus Bildherkunft: http://data.abuledu.org/wp/?LOM=14402

Paracelsus hatte für die althergebrachten Weisheiten der klassischen antiken Autoritäten, wie Hippokrates oder Galen, aber auch arabisch-mittelalterlichen Kapazitäten eines Schlages wie Avicenna wenig übrig und betrachtete diese für die Wissenschaft als hinderlich. Mit seinem Widerstand und Aufbegehren gegen diese ehrwürdigen Ärzte wollte er die Humoralpathologie, die festgefahrene Viersäftelehre überwinden.

Ihm war wichtig, die Medizin im Geiste der Renaissance (Stichworte: Vives, Morus, Melanchthon als Philosophen oder Reformatoren wie Luther und Zwingli) auf eine naturphilosophisch-alchemistische Grundlage zu stellen. Allerdings kritisierte er die „Hypochondrium-Theorie" nicht, sondern entwickelte diese weiter. Von Galen (Galenos) wandte er sich aber stark ab, weit stärker als von Hippokrates. Während seiner Basler Universitätszeit soll er ein Buch des Galen öffentlich verbrannt haben. Das war damals ein starker Akt der Provokation. Es war die Zeit der Befreiung von den Autoritäten dieser antiken Autoren.

Paracelsus wandte sich auch ab vom reinen Bücher- und Gelehrtenwissen des Medikus resp. des Universitätsgelehrten, die sich auf die verkrustete und veraltete 4-Säftelehre eines Galenos (Humoralpathologie: Blut, Schleim, schwarze Galle und gelbe Galle) und auf die vereinfachende Temperamentlehre eines antiken Hippokrates bezogen (Persönlichkeitstypologie: Sanguiniker, Phlegmatiker, Melancholiker und Choleriker).

Er versuchte einen **exakten Zusammenhang** zwischen einem Medikament und dessen Wirkung und der Krankheit dieses Menschen herzustellen, formulierte dazu seine **Lehre vom Mikrokosmos** (die Welt des Winzigkleinen), quasi dargestellt als Mensch **und dem Makrokosmos** (die Welt des riesig Grossen), quasi seine Umwelt. Er war der Meinung, dass beide – Mikro- und Makrokosmos – aus denselben Substanzen bestünden. Dies dürfte auch richtig sein!

Deshalb würde eine Krankheit entstehen, so Paracelsus, wenn nämlich das „äussere" Mineral seinen Zwilling im Körper entzünde (vulkanisiere) und damit die Krankheit zum Ausbruch bringe. Aus diesen dem Inneren zugeordneten äusseren und die Krankheit verursachenden Mineralien müsse man ein Heilmittel herstellen und dem Erkrankten verabreichen. Hergestellt werden diese Heilmittel mittels „Sublimation" und/oder „Destillation" mit alchemistischen Methoden, die Paracelsus auch **Spagyrik** (Arzneimittelherstellung auf mineralisch-chemischer Basis) nannte.

Er war davon überzeugt, dass die Natur selbst das Geschäft der Alchemie betreibe, sie selbst eine Magierin hierin sei und die natürlichen Medikamente selber zubereite. Aber es sei die Aufgabe der Gelehrten und Forscher (Ärzte, Philosophen und Apotheker) dieses Alchemiegeschäft der Natur zu Ende zu denken und zum Ende zu führen. Durch eine gute Beobachtung und durch Laborieren sei dieses Chemiegeschäft der Natur zu studieren und zu einem verwertbaren Gebrauch im Sinne einer Heilmedizin für den Menschen zu vollenden.

In seiner Mikrokosmos-Makrokosmos-Vorstellung entsprach die äussere Alchemie (in der Natur) der inneren Alchemie des menschlichen **Magens**. Gemeint war bei ihm nicht der Magen an sich, sondern das **Hypochondrium**, der Magenmund, eine Gegend, wo Herz und Magen sich nahe kommen und die **Leibesmitte** sich befindet. In diesem Zentrum befindet sich die **Lebens- und Krankheitsquelle**. Das war ein zentrales Organ, welches sich in der Mitte des Leibes befindet und in dessen Wurzel die **Seele** resp. der **Lebensgeist** (Spiritus vitae) innewohnt. Er benutzte für dieses „Innere" auch Begriffe wie „**Geist microcosmi**", aber auch „**Archeus**" oder „**Vulcanus**". Diese Instanz war verantwortlich für die verschiedensten Krankheiten.

Diese Krankheiten entsprangen – nach Paracelsus – immer einer Verletzung dieses innewohnenden Lebensgeistes. Ein etwaiger Krampfanfall wurde zurückgeführt, dass das Herz ‚gedrukt (gedrückt A.d.A.) wird das (sodass A.d.A.) der spiritum vitae in ein hiz (Hitze, Vulcanus A.d.A.) kompt, so zündet er an den ganzen leib und wütet dorin also streng, da er ein zittern und toben macht'. Mit dem Krampfanfall meinte er meist einen epileptischen Anfall.

Aus der Zeit sind von Paracelsus einige Elixiere (Heiltränke) bekannt, besonders das auf ihm beruhende ,**Elixier proprietatis'**. Es bestand aus getrocknetem Aloesaft, aus Myrrhe, Safran und meist verdünntem Alkohol. Im Jahre 1526 beschrieb er 6 verschiedene Elixiere, die lange destilliert resp. digeriert (auslaugen, ausziehen, verdauen) wurden:

- Elixier balsami
- Elixier salis
- Elixier dulcedinis
- Elixier quintae essentiae
- Elixier subtilitatis
- Elixier proprietatis (Aloe 3 Teile, Myrrhe 4 Teile, Safran 2 Teile, Tinktur)

Noch heute wird das paracelsische Elixier proprietatis hergestellt aus je 60 Gramm grobpulvrigem Aloe und Myrrhe, 30 Gramm Safranpulver, welche mit 1 KG (Lt.) Weingeist und 60 Gramm verdünnter Schwefelsäure 4 Tage lang gezogen und dann durchseiht wird.

Paracelsus, der von einigen Medizinhistorikern in der Rezeption oder medizinischen Bedeutung überschätzt dargestellt wird, hatte aber Zeit seines Lebens ein recht umfangreiches Buchwerk hinterlassen. Es besteht aus:

- Medizinischen Schriften
- Naturwissenschaftlichen Schriften
- Philosophischen Schriften
- Theologischen Schriften
- Religionsphilosophischen Schriften

In diesen Schriften befasste er sich mit einer Vielzahl von medizinischen, philosophischen, alchemistischen, theologischen und naturforschend orientierten Konzepten. Zusammen mit seiner eher feindlich gesinnten Haltung gegen die alten klassisch-antiken Autoritäten und arabisch-mittelalterlichen Kapazitäten war er für seine Zeit ein vehementer Erneuerer des medizinkonzeptualen Denkens.

Paracelsus sah im Weiteren bereits damals den **Menschen als** eine Gesamtheit, als eine **Einheit** (psychosomatisch) an, denn er befasste sich auch mit der **Psychopathologie** (wie man sie heute nennt) und der **Therapie psychischer Störungen** und verfasste **Beiträge zu psychischen Krankheiten**. Was ihn für uns interessant macht.

Ein Buch von ihm hiess: ‚liber de lunaticis theophrasti', worin er seine Sicht des Wahnsinns beschrieb. Gemeint waren Männer (lunatici), die durch einen ‚psycho-pathologischen' Prozess geschädigt wurden und dann nach und nach ihren Verstand verloren.

Seine Grundlage war zwar nicht die (heutige) Sicht der Störungen. Er entwickelte seine damalige Argumentation auf iatroastrologischen, neoplatonischen und christlichen Gedanken. Aus dieser von ihm beschriebenen Sichtweise war der Mensch ein **trichotomisches Wesen**, bestehend aus **Leib, Seele** und **Geist**. (Trichotomie = Dreiteilung)

Der Mensch war für ihn ein Mikrokosmos im Makrokosmos. Nach Paracelsus würde der Mensch von drei Lichtern beeinflusst, die wiederum drei Ebenen darstellen würden: Vitalisierung, Wissen und Erkenntnis.

Der Paracelsische Mensch bestand aus dem/der:
1. **Körper, Leib** (entsprach der Ebene des sichtbaren materiellen Lichts)
2. **Seele** (entsprach dem unsichtbaren astral-siderischen Licht des firma-mentalen Makrokosmos)
3. **Geist** (Entsprach dem Licht Christi und dem göttlichen Licht)

Der Grund für die **verrückte Verwirrung des Geistes** lag gemäss Paracelsus in der intrinsisch motivierten Absicht des Menschen (der den Mikrokosmos repräsentiert), seinen spirituellen Fokus von der Schutzsphäre des spirituellen Lichts auf die Sphäre der astral-siderischen makrokosmischen Emanationen zu verlagern. Letztere haben aufgrund der mangelnden Führung des menschlichen Bewusstseins durch das spirituelle Licht einen nachlassenden Einfluss auf den menschlichen Geist, was zur Verrücktheit, zum Wahnsinn führe (Lunaticis). Im Grunde war das eine recht komplexe Vorstellung.

Er beschreibt die **individuellen und soziologischen Auswirkungen der Verwirrung des Irren**. Das reicht von der **persönlichen Verwirrung** bis hin zum **Wahnsinn** und **kollektiv wahnsinnigen Fanatikern** (Kollektivwahnsinn), von **falschen Lehren oder Meinungen** resp. Lehr- und Meinungsgebäuden, von Meinungsverschiedenheiten innerhalb von Menschengruppen bis hin zu Krieg und Mord.

Die Therapie dieser Geistesgestörten und Wahnsinnigen stellte er dar in einem psychoanalytischen, verhaltenstherapeutischen und ganzheitlich gesundheitsmedizinischen Ansatz.

Auszüge aus:
**Liber de Lunaticis Theophrasti** (in der Übersetzung des A.H. Preu , 1838)

*,Prolog*

*Zween sind der Geist des Menschen, die ihm angeboren liegen. Nach dem Geist des Lebens soll der Mensch ein Mensch sein, nicht nach dem Geist LIMBI, der aus ihm eine unvernünftige Creatur macht. Denn der Mensch ist Bildnis Gottes, dabei hat er einen göttlichen Geist in ihm. (A.d.A. Limbi, Limbus als jenseitiger Ort, wo sich die Seelen aufhalten, Vorhölle)*

*Nun ist er aber sonst ein Thier, und (hat) als ein Thier einen thierischen Geist. Das sind nun zwei Widerwärtige, jedoch aber eins muss dem andern weichen. Nun soll der Mensch kein Thier sein, sondern ein Mensch; soll er nun ein Mensch sein, so muss er aus dem Geist des Lebens des Menschen leben, und also hiwegthun den viehischen Geist.*

*Geboren haben an ihnen den thierischen Geist die **Narren** (vesani), nicht also angeboren haben ihn die **Tauben** (maniaci).*

*Darnach die Narren gehen in die vernünftigen thierischen Vieh, (sinken auf die Stufe der Thierheit herab, die dann vorherrschend in ihnen erscheint, ohne qualitative Abnormität.) Die Tauben gehen in unsinnigen thierische Geist.*

*D. i. (,das ist' A.d.A.)Narren täuben sich mit Vernunft, was sie thun ist thierisch Geschwindigkeit; ist er liestig und geschickt, so hat er fuchsthierisch Art in ihm; ist er grimmig, zornig, Wolfenart. Denn nach den Thieren theilen sich aus die Narren.*

*Die Tauben aber haben dieselbig Vernunft auch, aber zerrütt aus der Natur (qualitativ abnorm); in gleicher Weis, wie ein Hund, der hat zwo Art in ihm: eine natürliche, hündische, gegebene Hundeart, beisst, bellt usw., aber das mit hündischer Vernunft; die ander Art ist, so er wüthend wird, so braucht er dieselbige thierische Hundsnatur ohne hündisch Vernunft, er beisst in einen jedlichen und wüthet in alle Thiere, das dann nicht sein Art ist.*

*D.i. ich schreib von denen, die taub werden in thierischer Vernunft, denn die menschliche Vernunft wird nicht taub, empfaht kein Krankheit. Darum ist in demselbigen menschlichen Geist nichts zu suchen, allein in seiner thierischen Vernunft.*

*Der Unterschied der Tauben (lunatici, im weitere Sinn, oder maniaci und vesani) und der Narren (stulti)* (Dumme, Intelligenzschwache A.d.A.) *ist der, dass die Narren eines wilden Gestirns sind, aus Schwachheit missrathen, so die Unsinnigen aus zu viel der viehischen Vernunft geboren sind.*

*Vom weisen Mann unterscheiden sich lunatici und stulti, dass die Weisen den viehischen Leib nicht lassen herrschen, uns so sie den nicht lassen herrschen, so mag der Himmel in ihnen nichts ausrichten, der denn allein im viehischen Wesen liegt.*

*Jetzt bleibt der Mensch ein Mensch und braucht das viehisch Wesen in ihm, wie ein Instrument. Er mag seinen viehischen Leib ziehen, dass er nicht anders, denn ein Hündlein sich erweisen* muss gegen seinen Herrn und sich erzeigen ohn allen Widerstand; denn wie der Hund auch sein Art aus der Constellation hat, jedoch aber so ist der Herr über sein Himmel und er muss dem Herrn gehorsam sein und dicht dem Himmel.

Also soll der Mensch sein Leib auch ziehen, dass er dem innern Menschen gehorsam sei, als ein Instrument und ihm den Himmel brechen; das mag der weis Mann thun.
Wiewohl das noch ein Geschlecht sein soll, obsessi, die denn mit dem Teufel besessen seien, wie denn in viel Weg geschieht; der Teufel geht (aber) in kein unbesinnten Körper, der nicht nach seiner Eigenschaft mit ganzer Vernunft regiert wird.

Die Ursachen (im Allgemeinen), die taube Leut machen, sind **Gift**, **Essen geben** und dgl. Am mehrsten liegt (aber) am Himmel.

Auch der Himmel ist geziert mit thierischer Art und Eigenschaft. Die **himmlischen Sterne** haben viehisch Natur und Art. Nun so der Mensch ein Vieh ist, so ist er auch derselbig, der mit dem Vieh Gemeinschaft hat, in dem dass er zweifach ist, viehisch und menschlich.
Daher zu gleicher Weis, wie die **Sonn** auf uns scheint und wärmt uns, also sehen die viehischen Stern auch die vichisch Vernunft im Menschen an, durchdringen die **poros**, und kränken sie, je nach dem nun der **Viehstern** ist.

Allein die **influentiae** sind alle auf das Thier gemacht, nicht auf den Menschen. So der Mensch als Mensch lebt, ists alles umsonst. Wie wir von der Sonne können Schatten machen, also wehren wir auch viel ab vor solchem Schein; wer sich davor bewahrt, der wird nicht unsinnig.

Der Himmel und der Mensch haben eine **Concordanz**, wie ein Eh ist, Mann und Frauen, da soll die Frau thun, was der Mann will; so aber der Mann thut, was die Frau will, so ist er unsinnig, denn er ist er selbst nimmer und entlehnet Vernunft und ein jeglicher, der sein Vernunft nicht braucht, der ist **lunaticus**, muss thun, was **Luna** (der Mond A. d. A) will.
Also ist der Himmel auch ein Frau unser viehischen Vernunft, mit allen Listen gezieret und mit der Klugheit, damit **Eva** Adam überlistet und toll macht.

Von der Mania,
So ein gesund Mann die Vernunft verliert, entrinnt ihr, ist derselbigen, so er gehabt hat, beraubt, braucht sie nicht dahin, dahin er sie gebrauchen soll, sondern unbesinnet **wüthet** und **tobet** mit aller Ungestümmigkeit, der ist jetzt in **Taubsucht**, so sie ein natürlichen Ursprung hat.

Wie ein Schüssel voll Rosen und Lilien, darunter ein Hand voll Nesseln liegen, nicht angerührt werden (kann) mit blossen Händen, wegen der umliegenden Nesseln, also stechen die Unkräuter die Vernunft und entsetzen sie ihrer Art, also ist ein solche Vernunft niemand nütz, sondern sticht und brennt ein jeglichen, der sich ihr behelfen will.

Natürlich kommt die Tobsucht also, dass ein jegliches Ding, so es über sein Vermögen gebraucht wird, zerbricht, als ein Auge, das gebraucht wird in die Sonn, das bricht. Denn ein jeglich Ding hat sein Amt, dahin, nicht zu andern, wir sehen sollen, nicht dahin, das uns unmöglich ist zu erlangen.

Wie ein Aug in der Sonnen, die da auch ist ein Aug des Himmels, erblindt, also verirrt die Vernunft in den Dingen, die wie die Sonne gegen ihre Augen zu halten sind. Höher Sinnen, denn die Vernunft desselbigen tragen mag, ist ein Niederwerfen desselbigen in seiner Vernunft; denn wie ein Mensch mehr Stärke hat, denn der ander, mehr tragen mag, also auch ist einer Vernunft mehr auferlegt, denn der andern.

Ein andere Taubheit ist, die aus den **Elementen** geht und bricht dieselbig unser Vernunft. Wie ein **Feuer** wüthet im Element **Wasser** und machts in bullas (Wasserblase A.d.A.), Schaum, Dampf, also ist unser Vernunft ein fliegends Wasser, beim höchsten in der Subtilität, ein siedender Thau. So nun das Feuer da ist, so gehen die operationes an, wie Feuer und Wasser erzeigen; dies Sieden ist die **Taube** (das Toben) deren, die ihr Vernunft verlieren und ihr nicht gewaltig sind.

Weiter aber ist noch ein Art, die sich vom Essen erhebt. Dieweil wir haben, das lachend macht, traurig macht, zornig macht und fröhlich, haben wir auch, das der Vernunft ihr Gewalt nimmt, wie der Wein den ganzen Menschen verändert.

So machen **Wolfskörner** (Mutterkorn A.d.A.) unsinnig, **Zethau** (Zetanu) (Gluten? A.d.A.) macht taub, **Russtal** (bitteres Kraut? A.d.A.) macht erzürnt, **Hirbellum** (keine Zuordnung dieses Names zu einem Pflanzengift etc. möglich A.d.A.) macht wüthend und dieselbigen bringen den Mann von Vernunft, dass er sich selbst nimmer kennt, aus (ihrer) Natur und Eigenschaft.

Allso liegt in **cicuta** (Wasserschierling, sehr giftig, A.d.A.) ein Geist, der in seiner Kraft nicht anders ist, denn wie ein Pfeffer und Ingwer, so dieselbig **Acerbität** (Bitter, herb A.d.A.) kommt in das Hirn, so wüthet das Hirn, denn es mag nicht leiden dasjenig, das anders, denn es selbst ist.

Darauf auch ein jegliche Krankheit, so der Leib hat, es sei caducus, podagra, colica. cet. Haben in ihnen solche Acetosität, dass, zu gleicher Weis, wie sie in ihren anderen Oertern Krankheit machen, also auch, so dieser Krankheiten Geist kommen ins Hirn, solche dieselbigen Krankheiten auch machen, diese sind **paroxysmi** der Krankheit, die sonst im Leib allein Schmerzen machen derselbigen Gliedern, im Hirn aber Unsinnigkeit.

So sind Manien zwei Geschlecht, eins, so von gesundem Leiben entspringt, und eins, so von anderen Krankheiten erwachsen. Beide sind eines Anzündens in ein Materien also: Die **materia**, daraus **mania** wachst, ist ein destillirter **humor**, in das Haupt, welcher erhebt wird und zusammen gemiscirt unter dem **diaphragma** aus einem Theil, auf einem Theil ober dem Diaphragma, zwischen ihm und dem **guttur**, aus der dann eine Destillation erstehet übe sich in das Haupt.

Also sind zwei Destilliren inwendig im Leib, da eine jeglich mag durch ihr Destilliren **maniam** machen, also in solcher Gestalt geschehen auch Destillationen in den äusseren vier Gliedern, nach den **poris** und Gängen über sich in die Höhe.

Ein jegliche Destillation hat sonderliche Gebärden in ihr. Was unter dem **diaphragma** entsteht, dieselbig **mania** ist fast dumm und unbesinnig, fallen gleich nieder, mögen nicht essen, kotzen viel, haben fast Durchlauf, brummlen viel mit ihnen selbst, haben nicht sonder Acht auf die Leut und ihr Wohnung. Sie wird aus den **stercoribus** (Exkremente A.d.A.) , die sich resolvieren und sublimiren. Die ober dem **diaphragma** wächst, ist fast grimmig und grossem Drücken um das Herz und an der Brust und mit viel Stichen. Das aus den Gliedern kommt, macht fröhlich und frisch mit vie Wüthen.

(Wiederum) von den äussern Gliedern versteht zween Weg der manien, vom Blut und von Geäder und mag wohl sein, dass es nicht aus dem ganzen Glied kommt, sondern im Blut oder Geäder. – Die mania ob dem diaphragma erhebt sich etwan allein vom Magen, also die Lebern und Lungen zu solchem Destillieren geschickt sind, auch die Nieren und Intestinen (**Därmen A.d.A.**).

Etwan wachsen von **mania**, die sich sublimirt und coagulirt im Haupt, Würm im Haupt, etwan Geschwär, darum dass zu viel Härte congelirt (**geronnen, erstarrt A.d.A.**) wird, etwa zu Eiter wird, und sich durch das ganze Haupt ausdehnt, davon kommt viel Nagens und Stechens in Haupt. Sich begibt auch viel im Haupt, dass solche **resolutiones** (Lösungen A.d.A.) wieder verzehrt werden, bis etwan auf ein kleines Tröpflein, davon allein ein mania kommt, so es liegt an einem solchen Ort.

Dass die Krankheiten aus Influenz kämen, oder Qualitäten, das ist nicht; dass sie mit der Influenz auf und abnimmt, ost wohl möglich, nicht aber darum, dass die Influenz solches zu mehren oder zu mindern hab. Denn materialisch oder corporalisch regieren die Influenz unser Leib nicht, sonder unserer eigeborene Influenz thut dasselbe. Aber die Geberden kommen (auch) nicht aus den Qualitäten, (ob sie schon) gleich sind, als ob sie von den Qualitäten kämen, dass der **maniacus** der da blummlet, ein **melancholicus** wäre, das ist nicht, oder der da wollt fechten und schlagen, ein **cholerikus**, das ist auch nicht, sondern die Geberd und Uebung kommen aus den Ursachen, so ein **malancholicus maniacus** wird, der vor seiner Natur ein natürlicher melachcholilcus ist gewesen, so reizt die **materia maniaca** an sein alte Weis und Geberd; den **mania** ist ein Anzünderin der heimlichen Geberden und Eigenschaften des Menschen, die sie verborgen in sich haben. Auch ist manche mania, die da nicht gnzeigt die Natur des Menschen, sondern sein Natur, die wider sie ist und ficht.

Die **maniae** lassen von ihnen selbst wieder nach und hören auf; vielmal kommt sie und geht auch vielmal wieder weg; etlich kommt nach dem Hinweggehen nimmer wieder; etlich ist nach dem **Mond** zufällig, etlich bewegt sich nach dem äusseren **Accidenten**.

### De **vesani**
Sind allezeit bei unsinnigen und unvernünftigem Leben und parorysmiren nicht eine Zeit um die ander, wiewohl die Zeit (auch) an ihnen ungleich ist, einmal mehr, dann das ander und sie auch nicht für und für in einem Wesen, sondern ungleich sich geberden.

Solcher Vesanen Geschlecht sind vier:
Ein Geschlecht, die da **lunatici** (stricte) heissen, eins, die **insani** heissen, eins die **vesani** (stricte) heissen, und eins, die da **melancholici** heissen:

**Lunatici** (Mondsüchtige, Wahnsinnige A.d.A.) sind, die da all ihre Krankheit aus dem Mond empfahen, sich nach dem halten und erzeigen. Die obern Gestirn haben Gewalt zu kränken und zu schwächen unsern Leib in Gestalt der Gesundheit und Krankheit, und wiewohl sie nicht materialisch auf uns fallen, allein sie **inclinirens** (neigen, eine Neigung hervorrufen A.d.A.) ohne Sichtlichkeit und Empfindlichkeit der Vernunft.

In solcher Gestalt ist **virtus attractiva** im Mond, die uns auszeucht die Vernunft in Haupt und das durch die Beraubung des **humoris** und **virtutis cerebri**.

Nicht dass der Mond in uns gehe und in uns wirke, aber uns daselbig zu entziehen, dazu es in **virtute attractiva** bereit sei, müssen wird dulden. Als: die Sonne nimmt dem Erdreich sein Feuchte, nicht das die Sonn drinnen sei, und sie heraustreibe, sondern dass sie es an sich zeucht. Also werden viel Menschen ihrer Sinne beraubt durch Attraction des Monds, davon ihnen **humor cerebri** gewonnen ist und das ganze Haupt also leidet und tobet ohne Vernunft.

Diese Lunatische regieren sich nach dem Mond aus Ursach, weil **virtus attractiva** im vollen Mond am stärksten ist, darum sie am meisten zeucht, dessgleichen im neuen Mond, weil der Mond in der neuen Empfängnis neue **virtutes** (Macht A.d.A.) hat, und nicht dass der Mond von wegen seiner Schwäche die Glieder auch schwäche, gleich als ob unsre Kraft im Mond liege, das nicht ist, sondern die seltsam neufindig Natur des Monds zieht ungleich an u.s.w.

**Insani** (Unsinnige, Tolle, Blöde, Wahnsinnige A.d.A.) sind die, die solches von Geburt aus Mutterleib gebracht haben, und als Erbtheil im Geschlecht empfangen; ist zwo Ursachen in ihm, ein Ursach, dass der **sperma** mit sammt der Operation Schuld trägt, die ander, dass die erbliche mag in die **proles** (Nachkomme, Sprössling A.d.A.) von Vater und Mutter gehen. Sperma also ist etwa an ihm selbst oder in der Operation mangelhaft in der Kraft der Materie, daraus das Gehirn gemacht und componirt wird.

Das aber im Erbtheil ist, gibt sich also, dass ihre Unsinnigkeit im Hirn liegt, also in Geburt auch der Kinder Generation Mangel nimmt im Hirn, denn Hirn **patris** generirt das Hirn **filii**, darum ein sich dem andern gleich naturt. Dass nicht allemal geschieht, geschieht aus Ursachen der vermischten Sperma, ode aus Stärke der Natur.

**Vesani** (heftig, wahnsinnig, rasend, wild, überspannt A.d.A.) sind, die da vergift werden und verunreinigt durch Speis und Trank (Vergiftung A.d.A.), darum sie von Vernunft kommen. Etwan declinirt eine solche Unsinnigkeit zu der Liebe, dass sie allein ihr Unbesinntheit auf die Frauen legen, etwan allein auf Kriegen, etwan mit Steigen, Klettern und Laufen, etwan in ander viel unzählbar Weg (je nach der Natur des Dings, das sie gessen haben).

**Melancholici** (Schwermütig, melancholisch A.d.A.) ind die, die da von der eigen Natur (Gompler) von der Vernunft kommen und zur Unsinnigkeit sich verkehren: als **melancholici**, **cholerici**, **sanguinei** und **phlegmatici**. Ist Ursach: dass die Gompleren ihren spiritum treiben von ihnen dem Hirn zu, das ihr zu viel ist.

**De generatione stultorum**. (Stultus, töricht, albern, einfältig, dumm A.d.A.)

Es ist gross zu verwundern, dieweil Gott den Menschen so hoch und theuer erlöst hat mit seinem Tod und Blutvergiessen, denselben läss zu einem unweisen Menschen geboren werden, der seinen Namen, sein Tod, sein Lehr, Zeichen, Werk, Gutthat gegen Menschen geschehen, nicht kann erkennen, ist aller Vernunft, Weisheit, so dazu gehört, beraubt.

Der Mensch, der ein Bildniss Gottes ist, soll also mit einem Narren, Thoren, Einfältigen, unwissenden Menschen behaft sein und erscheinen. So doch der Mensch die edelste Creatur ist überall, soll vor allen Creaturen schandlich stehen, so doch alle Creaturen dess frei sind und keine Narren unter ihnen haben. Das ist aber ein Gross, dass Gott die Person nicht ansieht, ist für viele gestorben, die alle wohl erlöst: dass aber über das Thoren, Narren sind unter den Menschen, ist schwer die Ursach zu finden.

Das die Natur antrifft, ist leicht zu finden, welcher Natur der Mensch mag wohl Meister sein, die Ding zu ergründen. Dazu auch, dass ein Ding geboren wird, das ist schwer, denn was die Geburt gibt, wer kann nehmen oder hinwegthun (d. h. wiewohl auch die Natur unergründliche Geheimnisse hat, z. B. das der Geburt, also schon die gewöhnliche Geburt ist schwer zu begreifen) desto schwerer ist es, dass Narren geboren werden und kein Krankheit ist, sind unheilbar, haben kein Gestein noch Kräuter, damit sie möchten witzig (witzig als Gegenteil von Dumm, A.d.A.) werden.

Auch Christus hat viel Kranke, Aussätzige, Besessene gewendt, allein von Narren wiederzubringen, da ist nichts erfunden worden. Der Natur ist es nicht möglich. Sonderlich ists ein gross Mysterium, dass so gar kein Creatur narret wird, denn allein der Mensch und ist die edelst Creatur, die doch gar sollt ohne Gebrechen sein und Mangel. (Da es nun aber so ist, so muss man das, was geschieht, zu ergründen suchen und ist alles andre aus dem Sinn zu schlagen.)

(Man sieht daraus,) was der Mensch sei und woraus er sei, dass er bedenkt, dass kein Weisheit nichts vor Gott sei und dass wir alle in unserer Weisheit gleich den Narren sind und, so viel wir in unserer viehischen Vernunft ersinnen und erdenken, dass alles gleich diesen Narren ist, und dass allein Christus muss unser Helfer sein, sonst sind wir alle Narren. Darum stehen die Narren, unsre Brüder, vor uns, wie wir Freund sind und eins im Blut, also sind wir auch in unsrer Vernunft desselbigen Bluts mit unsrer Weisheit vor Gott. In der viehisch Vernunft ist einer so witzig für Gott, wie der andere und der den Witzigen erlöst hat, hat auch den Narren erlöst.

(Wohl ist der Mensch von Gott geschaffen, nach seinem Bildniss,) ach aber, wenn er sich selbst ansieht, wie weit fehl gegen göttlichem Bildniss. Wie möchte ihm anders sein, denn dem Pfau, der hübsch ist und so er aber sein Füss ansieht, so sieht er sein eigen Jammer. Wer wollt sagen, dass wir im göttlichen Bildniss stünden? Niemand. Das mögen wir aber wohl sagen, dass wir darin gestanden sind: aber in Eden, in der Welt nicht. In der Welt sind wir daraus gekommen, aus dem sind wir entsetzt.

Rein kam Adam in das Paradies, rein und keusch war er geschaffen, in das Bildniss Gottes ganz gestellt, bis ihn Leviathan zu Fall gebracht: da verloren Adam und Eva ihr Freiheit und Eigenschaft, und ward draus ein Weltmensch, in die Welt, mit allen weltlichen Dingen beladen bis zum letzten Menschen. Da wurden sie zerbrechliche, tödtliche, elende Menschen, allem Jammer unterworfen und überladen.

Da empfanden sie, was die Welt war, da empfanden sie den Mond, den Mars, den Saturnum den Jovem (Jupiter A.d.A.), den Mercurium und die härtern Zeichen **Zodiaci** (Tierkreis, Bahn A.d.A.) und ein jeglichen Stern am Himmel. Das empfanden sie den Jammer der Welt und das Elend de Menschen, sahen, wem sie unterworfen waren, sahen, dass da ein Zerbrechung war an der Hübsche, an der Schöne, an der Liebe und dass die Ding alle zerbrechlich waren, sahen die viel Krankheiten, die viel Entformung der Kinder, die viel Uneinigkeit und Zwietracht. Da nahm sich der Ursprung der Mörder, der Diebe, der Hurer, der Spieler, da wurden krumme Kinder, Gehörlose, Blinde, da Stumme, da Lahme, da Monstren, da Narren.

So werden (denn) die Narren gemacht (also): Der Mensch säet den Menschen, aber er macht ihn nicht. Der Bauer säet den Saamen, aber das Korn macht er nicht. Also der Mensch säet den Menschen und der **Vulcanus** macht ihn. Nun alle Ding sind da, erneuern sich, und gehen aus der Jugend in ihr Alter. Also auch mit dem Vulcanus: er wird jung, lernt, wird alt und wieder je länger, je besser. Also (sind es) himmlische Lehrbuben und unerwachsne Meister (Unvollkommenheit der entwickelnden und bildenden Einflüsse), die die Narren machen.

Diese vulcani sind mancherlei, mancherlei sind auch die Narren – und führwar so gross ist die Schmieden dieser jungen Meister, und so eine grosse Zahl darin, dass nicht viel ledig ausentrinnen, es haftet etwas Missgewächs an einem. Da wird nicht allein die Vernunft verschnitzlet, sondern auch der Leib und mit ungebührlichen Dingen angehängt. (Daher) sie etwan auch Missgewächs am Leib d.i.   Übergewächs an ihnen tragen, als Kröpf u. dgl.

Wiewohl dasselbe nicht **proprium stultorum** (eigene Dummheit A.d.A.) ist, jedoch aber so trifft es die am meisten. (Oder) aber sie kommen aus erzischen und mineralischen Wassern, die Kröpf aus eigner Art gebären, da denn solche constellationes auch viel sind und gemeinlich am mehresten, wo solche regiones sind.

Wegen solcher Missgewächs soll ein jeder wissen, dass wir nicht mehr im Bildniss Gottes sind, sondern desselben entfetzt. Der Unterschied gibt eine grosse Entfetzung, darum wir Menschen ein Bildnis tragen, in der aller Thier Art, Natur und Fleisch sich vergleicht und vorherrscht (viget.B), so wir das Viehische fürgehn lassen in uns. Denn also nehmen die Narren die Natur viehisch an sich und in dem Viehischen herrschen die Vulcani: wo das subjectum missgeräth, ist auch missrathen der Mensch in ihm.

Denn die Instrumente machen Narren in dem, so sie nicht zu gebrauchen sind. So der Mensch rein und pur ist in seiner Vernunft, so mag der recht Mensch in ihm dieselbigen brauch zu seinem Nutz. Wo sie aber nichts soll (vermag), jetzt ist es Verderb dem innern Menschen, denn er hat das Instrument nicht, das er brauchen soll. Also wird der ein Mensch ein Narr; der ander nicht.

In der Unterscheid ist die Erkenntnis der Narren vom weisen Mann, indem das Instrument verderbt ist, das er brauchen soll, doch der Mensch in ihm ist perfect und ganz, nicht verderbt. Der viehisch Mensch mag missrathen: jetzt wird der Mensch auch für missrathen angesehen.

Von wann die Possen kommen (**derbes Theaterstück, Scherz, Streich, Narrheit, unsinniges Benehmen A.d.A.**), die der weise Mann nicht treibt, sondern allein der Narr d.i. der rechte Mensch nicht, sondern allein der viehisch Leib, dasselbig merket in dem Weg: Zugleicherweis, als wenn tausend Mann bei einander wären und trinken all von starkem Wein und würden voll und trunken, so sieht man, dass sie nicht Menschen, sondern Vieh sind in allen ihren Dingen, und, was Natur und Eigenschaft sie sind, also gibt der Vulcanus des Trinkens auch, dass wir in Mutterleib trunken werden.

Aus dem Himmel hat der Mensch seine Feuchte zu allen sein Gliedern sein eigne. Durch solche Feuchtigkeit wird ein jeglich Geschöpf erhalten zu Wachsen. Dem Hirn gibt der Himmel seine Feuchte auch, dieselbe Feuchte ist ein sternischer Wein. So nun der firmamentisch Wein des Himmels anfeucht das Gehirn, aber dasselbig Hirn geht in ein Missrathen der Natur, so mag er nicht verzehrt werden, nicht ausgeschlagen, sondern er bleibt. D.i. wir trinken all, aber verdauens alle, allein die Narren verdauens nicht, darum bleiben sie toll und trunken mit einem fixen Wein, welcher von andern verzehrt wird.

Weiter so wisset auch ein ander Art der Narren, d.i. die Weisheit so in Narren auch ist, die fürbricht, wie ein Licht durch ein Horn scheinet, dunkel und trüb. Also haben auch die Narren in ihnen ein Licht, das durch ihren Narrenkopf scheint, das fürwahr dem weisen Mann nicht zu verachten ist.

Ein jeglicher rechter Mensch ist ein Geist d.i. er weiss dem Geist gleich, alle Ding, so ihn nicht am viehischen Leib hindert. Nun versucht der recht Mensch den narrenden Leib für und für, ob er zu gebrauchen sei andern, denn in Narrenwerk, mit solchen Versuchen trifft der inner Geist etwan ein Stund oder Constellation, dass der Narr aus ihm rede und nicht aus dem narrenden. Denn obschon der viehisch Leib ein Narr ist, so ist doch die Seel, sein Geist, kein Narr. Nicht ist ein Narr bei ihm, denn allein der sterblich Leib, den die Würmer fressen, das Ewige in ihm ist ohn alle Narrerei und Thorheit, allein dass es nicht hat mögen herauskommen und den Leuten angenehm sei.

Ursach, dass dabei die Narren grösser Urtheil, mehr Gescheidigkeit, mehr Weisheit eröffnen, als die Weisen: die Weisheit kommt aus dem rechten Menschen, der nicht stribt und nicht aus dem vieh, aberdurch den Viehleib erzeigt es sich und wird eröffnet. So nun der weise Mann einen vernünftigen Viehleib hat, so vertraut er demselbigen und setzt ihn für den rechten Leib und will dass der Viehleib mehr wisse, denn der recht Leib. Jetzt so verdeckt er seine Weisheit und bracht ein Fuchs ode Wolf in seinem viehischen Leib.

Darum wird er da schwächer, denn ein Narr; denn der Narr ist seines Viehleibs nicht gewaltig, sondern er ist trunken und dummlet. In dem Dummlen ist der inner Leib sein wohl so viel gewaltig, dass er aus ihm redt, was der inner Leib haben will und dasselbig ihm unverfälscht und unvermischt mit der viehischen Vernunft bleibt, denn der Narr ist so gescheid nicht, dass er es unterspicken kann, wie der weis Mann, der redt, was ihm beliebt; der Narr widersteht dem rechten Menschen nicht mit dem viehischen Leibe.

Dieweil die Narren dermassen sind und sagen die Wahrheit, soll sie der weis Mann selbst ansehen und tetrachten, dass er seinen Leib, der keine Narr ist, selbst zu einem Narren mache, d.i. schwäche, dass ihm die Wahrheit auch also herausgehe, ohn Widerstreben.

Denn seht an die Propheten, die Gott sonderlich ausgewählt hat, denen hat er allen den viehischen Leib toll gemacht und darnach lassen reden den innern; da ist nun auf solch toll und trunken machen dem rechten Geist, der da redt und zu reden hat, nichts widerstanden und ihn hat nichts vergift; daum sind sie gleich als einfältige Leut angesehen worden und also in ihrer Einfalt veracht. Und das sind die Witzigsten und so Gott am nächsten sind, die in Einfalt wandeln, denn in denselbigen ist kein Widerstreit gegen den rechten Menschen, der das Amt zu reden hat. So sind auch ihre Sprüche, Lehr etc. gleichsam als trunken herausgegangen und mitgesetzt in die Ordnung, wie sich denn der viehisch Leib pflegt, der leichtlich zu führen ist.

Derweil nun die Narern und Thoren von Gott nicht veracht sind, so ist nun fürhin billig, dass euch auch fürgehalten werden von ihrem Tod, indem, so sie von dieser Welt abscheiden, das einem jeglichen wohl zu ermessen ist, mit was Gnaden sie Gott bewahrt hat und versieht. Nämlich indem der Narr mit dem Tod angegriffen wird, so fällt das Narrenwerk hinweg, und ist ganz demüthig und still und trauert und erkennet den Abschied von dieser Welt und den Tod des Leibes.

So der Tod anfällt, so ist der Tod mehr, denn der Himmel, darum weichen alle Influenz ab vom Menschen, alle impressiones und constellationes: da ist kein andrer Herr, als der Tod, der ist alles, erschrecket alle Gestirn im Menschen und alle Glieder und was in ihm ist; also weichen sie auch vom Narren.

Dabei steht auch die viehisch Vernunft still und gilt nichts mehr und fleucht auch hintan mit dem Gestirn. Und da ist nicht denn allein der pure lautere Mensch. Also treibt der Tod von ihnen die Narrei und Phatasei und der Mensch in ihnen erkennet sich selbst. Und aber wiewohl er einfältig abzeucht, er hat für ein viehischen Verstand nicht viel Rechnung zu geben: darum, wer wollt anders sagen, denn wie er geboren ist, also zeucht sein Geist wieder zu dem, der ihn geben hat?

Und der Tod scheidt die zwei Leib im Leben von einander, zuerst den viehischen Verstand, darnach den menschlichen Verstand: so lang macht ers, dass er den viehischen tödt und den menschlichen hinführt unter das Kreuz Christi, da zu wohnen bis auf den Tag der Auferstehung, da werden wir zusammen kommen und sehen, dass unser Gespött, so wir gegen ihnen gehabt, uns selbst in Busen reissen wird, und die Verachtung über uns selbst ein Urtheil sein wird und denken, dass wir unsre Brüder nicht sollen Thoren heissen.

Denn wir wissen nicht, was wir sind; allein Gott ist der Dinge ein Urtheilsprecher und Erkenner. Ob schon die Natur gefehlt hat, so hat doch ein Seel und Leib nicht gefehlt, dieselbigen sollen wir ansehn. Wie einer, der krumm und lahm geboren wird, ohne Füsse, dass er muss rutschen und unser einer, der wohl laufen mag, so die zween zusammen kommen in jener Welt, welcher wird lahm sein? Keiner. Also, welcher wird ein Narr sein? Keiner.

**De cura** (im Allgemeinen) sollen wir wissen am ersten, in welchen Planeten etc. einer gefallen sein und nach demselben die Heilung anfahen, also so einer **venerem** hätt an sich gebracht, wider denselben die Kur führen etc. Hie ist eine kurze Regel, dass du den viehischen Verstand brechest. Als: will einer im Glauben straucheln und sich selbst auswerfen, so ermiss die Zeichen, von denen Christus gesagt hat (um die falschen Propheten von den wahren zu unterscheiden). Thut ers, so lass ihn machen und rede ihm nichts darein. Wo aber nicht, hab Acht, düssel (spüre) dem Fuchs nach, ob er ein Wolf oder ein Hund etc. sei, d.i. wohin er fallen will, in was Stern, zum Geiz, Krieg etc.

Merkst du, wohin er lenken will, so ist das sein Präservativ (Vorbeugung, Verhütung A.d.A.), ihn zu ermahnen, bei Zeiten davon abzustehn und nicht zu denken, dass er aus Gott sei als Apostel oder Prophet, weil er das nicht thut, das Christus geheissen hat. Weis ihn ab von seinem viehischen Verstand, erklär ihm, unterricht ihn. Nimmt ers an, so ists gut, wo nicht, sags dem Nächsten. Lass ihn beichten. Wo nicht, sags der Kirchen. Wills nicht helfen, thu ihm, wie den Ethnischen (ausserhalb der eigenen Gemeinschaft lebende Menschen, A.d.A.), wirf ihn in die äusserste Finsterniss, damit er mit Kraft seiner Viehgeister die ganze Stadt, sein Haus, das Land nicht verführ. Denn wo solche Viehpropheten aufstehen, ist der Teufel beinähig (in der Nähe) und hezt an in der Gemein etc. Darum ist er besser bei den Ethnischen, denn in der Kirchen. Also stehn die Präservativ allein in der Obrigkeiten Hand, so sonst nichts helfen will. Wiewohl das ist, dass die Natur viel Arznei hat zu den Unsinnigen.

**In der mania** sind zweierlei Arznei, die maniam nehmen, eine chirurgische und eine physische. Die Practik ist also. Am ersten mach ein Aperitiv auf (zubereiten eines Getränkes vor Mahlzeit A.d.A.), an dem End, da die mania entspringt. So du aber in Zweifel bist, so öffne alle Extremitates. Diese Öffnung ist zweierlei: eine, die allein die Haut aufhebt, dass also das blos Fleisch darunter bleibt. Ein milde Aperation ist:

**Rec. Aq. Fort: opt.**
        **Sal. Ammon. Sublim** (Sal Ammoniacum, Salmiak, A.d.A.)
        **Merc. Subl.** (Quecksilbersublimat, A.d.A.)
    **M. Leni igne resolvantur.** (langsam im Feuer aufgelöst, A.d.A.)

Mit dem wasch die Weite der Extremitäten ein oder sechsmal, dann lass trocknen, so geht die Haut ab, wie Pulver.

Oder stärker
**Rec. Rad. Flamul. Rec. Vel in aceto imbibitae**
    *Fl. Flamm. Rec .vel. imbib*
    **Pungued. Scarab**
    *Canthar*
    *Fermenti, aceti aa q.s.*
    *Trita m. in ung.*

Das leg auf ein Tuch und so es trochnen wollt, so netz das Tuch auswendig mit Essig. Lass liegen 5 – 6 Std, darnach thu es herab und schneid die Blasen auf.

Die ander Aperition macht Löcher, also dass da ein **eschara** (Herd, Verbrennung, Verätzung, Schorf A.d.A.) herausfällt und darnach ein Loch bleibt.

**Rec. Merc. Subl.**
> *Arsen puri*
> *Aq. Fort aa*

Misce in ceratum, (in ein Wachstuch mischen, A.d.A.) binds auf die Extremitäten, bis die Empfindlichkeit versauffet, dann mollificirs (weich machen A.d.A.) ab mit einer Feiste (Fett). Der Fluss maniae wird daraus mit aller seiner Materien gezogen durch ein attractiv, welches auf die ulcerirten extremitates alle Tag zweimal gelegt wird.

Rec. Galbani, Opopan. Serap. Bdell. Ammon
> Solve. Cola, Coaque in spissitudinem
> Admisce species has tenuiter tritas:
Rec. Mastich. Thur. Carab. Ursac, Crucis unguele.
> Magnetis Coloph. Firnisii
> Misceantur omnia in Ceratum (in die Salbe mischen, A.d.A.)

In cura physica sind zwei Unterscheid: eine die da abkühlet und congelirt materiam peccantem mumiae. Z.B.
> Rec. Ol. Camph. Ol. Musci.
> Die arcana und quitae essentiae sind: qu. Ess. Argenti, saturni, crystalli etc.
> Der ander Weg ist maniam zu stillen (durch narcotica.)

**De cura vesanorum.**
Am ersten von lunaticis: Welcher Planet umstürmte ein Körper, desselben quinta essentia soll wider ihn gebraucht werden.
(Bei **insanis** sei ein Präservativ, dass Vater und Mutter nicht secundum volutatem insaniae, sed per medicamenta incensum coitum exerceant. Auch seien sie ante coitum zu confortieren. Zu heilen seien sie nicht, doch seien confortantia e.g.ess. auti, zu versuchen, dadurch die Natur solche Hülf empfängt, dass sie die alte hinstösst, so dass also Compleren und humores ganz verändert werden. Dessgleichen sedativa resp. narcotica seien anzuwenden.

Vesaniae cura specialis sei, dass dasselbe gegeben würde, wovon sie kommt. Ist die Kranheit durch **Katzenhirn** zugefügt, so soll die Arznei sein, dass Katzenhirn sie tödte, cura sedativa geschieht ex quintis essentiis z.B. auri, (Gold A. d. A) opii, (Opium A.d.A.) mandragorae (Alraun A.d.A.).

Der **Melancholei** Kur, die die Compleren so vorherrschen, dass sie die Vernunft unterdrücken und nach ihren Sinnen regieren, geschieht durch **contraria**, den Traurigen mache man durch **lachende Arznei** gesund und umgekehrt. Arzneiliche **Anheiterungsmittel** sind z.B. auroum *potavile, ambra acuate, magist. Croci, laetitia veneris cet. Herabstimmende sind opium, lolium cet. (Die Unheilbarkeit der stultitia ward oben beklagt.)'*

Neben den **Zerrüttungsprozessen,** die die Psyche des Menschen schädigen sollen, spricht Paracelsus auch von Giften. Diese sollen den Menschen durch Speis und Trank beigefügt worden sein, so dass sie dann ihrer Vernunft beraubt wurden. Da man annehmen kann, dass im Mittelalter hin und wieder Katzen auf den Speiseplan gerieten, ist es nicht verwunderlich, wenn Paracelsus die Vesani (also die an einer Vergiftung wahnsinnig gewordenen Kranken) in Verbindung mit gegessenem Katzenhirn brachte.

Ein Gegenmittel sah er in Kräutern, welche die Katzen nicht lieben würden, weil sie, resp. ihr Katzenhirn daran zu Grunde gingen. Diese Kräuter zu finden und einzusetzen, war dann seine Spezialtherapie für die Vesani.

Zur Beruhigung (Sedativa) empfahl er Gold, Silber oder Kräuter (Schöllkraut), die mit Quintessenzen von Opium, Mandragora (Alraun), Pilsenkraut, Papaver etc. vermischt waren.

Die Vergiftungsthesen kamen bei Paracelsus schnell in die Nähe von Einwirkungen (durch Gifte) durch Hexerei oder durch die Einflussnahme des Teufels. Sie entsprachen jedenfalls dem damaligen Irrglauben, dass die Verliebtheit infolge von giftigen Einwirkungen oder Zauberei entstanden sein müsse und sie durch Gegenzauber oder Gegenmittel entkräftet werden könne.

Was die Krankheitsursachen (Ätiologie) angeht, bewegt sich Paracelsus auf mehreren Ebenen. Sie sind sowohl theologisch-ethisch (Gott und Bibelauslegung betreffend), als auch alchemistisch (Chemie betreffend), wie auch elementarsiderisch (Gestirne betreffend). Sieben ätiologische Dimensionen zeugen von einer breiten Auffassung von Krankheitsursachen:

1. Elementare Einflüsse (psychotrope Substanzen, Gifte)
2. Fimamental-siderische Einflüsse (Astrologie, Astronomie)
3. Spirituelle Einflüsse (Geister, die den menschlichen Geist stören)
4. Alchemistische Einflüsse (Chemie)
5. Sekundärkrankheitliche Einflüsse (Vorbestehende Störung)
6. Ethische und moralische Einflüsse (Sichtweise der Theologie)
7. Vererbung bedingte Einflüsse

**Schlussworte zu Paracelsus**

Paracelsus lebte in einer Zeit des Übergangs vom Mittelalter in die frühe Neuzeit, also in der Renaissance. Er erlebte den Beginn der Reformation (1517) und den Bauernkrieg (1524 – 1526). Die Chemie zu seiner Zeit bestand in der Lehre der Vier-Säfte-Lehre aus der Antike. Diese (chemische) Medizin wurde fundiert von Persönlichkeiten wie Galen, Hippokrates, Celsus und Avicenna (Ibn Sina) und war geprägt von der Alchemie, wo noch Wundersames gesucht und geglaubt wurde.

Die vier Säfte waren: Blut, gelbe Galle, schwarze Galle und Schleim. Sie entsprachen der Luft, dem Feuer, der Erde und dem Wasser. Die Temperamente bezogen sich ebenfalls auf diese vier Elemente: Sanguiniker (heiter), Choleriker (kühn), Melancholiker (trotzig) und dem Phlegmatiker (träge).

Obwohl die Grundlage, das **4-Elemente-System** des Aristoteles, auch bei Paracelsus erhalten blieb, entwickelt er seine **chemische Medizin** mit Hilfe der Elemente von **Quecksilber**, **Arsen** und **Salz** (**Tria Prima im Gleichgewicht**) weiter auf der **Basis der Praxis** und nicht der universitären Gelehrtheit.

Genau diese **Tria Prima** war das Verdienst des Paracelsus, denn damit versuchte er die veraltete Vier-Säfte-Lehre des Galen zu ersetzen. Zwar handelt es sich auch bei der Tria Prima um ein Gleichgewichtsmodell. Nach Paracelsus bestand der Körper nämlich aus **drei Prinzipien**: dem der Verbrennung (**Sulphur**), dem der Flüssigkeit (**Quecksilber**) und dem der Festigkeit (**Salz**).

Die Ursache jeder Krankheit lag für ihn in einem Ungleichgewicht zwischen diesen drei Prinzipien. Dieses Ungleichgewicht musste durch die Therapie wieder in die Balance gebracht werden.

Dieses Gleichgewichts-Modell findet man noch heute hochaktuell in den verschiedensten therapeutischen Angeboten vieler Esoteriker, deren Studios wie Pilze, man darf ruhig auch sagen, wie Unkraut aus dem Boden der Gesellschaft geschossen sind und ihr therapeutisches Unwesen treiben.

Als aufsässiger und widerspenstiger Mensch, Forscher und Arzt war er oft auf der Flucht resp. Wanderschaft, war Professor, Stadtarzt, Wundheiler. Er verfasste viele Werke, die noch heute erhalten sind, aber zu seinen Lebzeiten nicht beizeiten gedruckt und verlegt wurden, resp. nicht verlegt werden durften. Teils wurde sein Werk nämlich mit einem Druckverbot belegt, weil er im Widerstreit mit medizinischen Fakultäten stand.

Erst zwischen 1589 und 1591 erschien erstmals sein Gesamtwerk in 10 Bänden, also posthum, rund 50 Jahre nach seinem Tod.

Auch wenn einige Medizinhistoriker Paracelsus Reputation innerhalb der Entwicklung der Medizin als überbewertet ansehen, muss ihm zuerkannt werden, dass seine Werke einflussreich waren sowohl auf die Medizin, wie auch auf die Chemie. Insbesondere gab er auch Impulse zur Arzneimittellehre.

Er postulierte auch das **Leib-Seele-System**. Seine **Mikro-Makro-Kosmos-Lehre** entwickelte die **Signaturenlehre** weiter, (die Signatur einer Heilpflanze verrät ihre Heilwirkung) wobei der Mensch diese Zeichen deuten lernen müsse.

Er glaubte an die **Macht der Seele über den Körper** und insbesondere auch, dass der Glaube dem Menschen sowohl nützen, wie auch schaden könne. Damit praktizierte er auch eine **magische Heilkunde** (Mystik), denn er sah im Menschen sowohl den elementaren wie den astralischen Leib.

Nach ihm ist der Mensch ein Mittler zwischen der sichtbaren und der unsichtbaren Welt (bisher war vieles noch ein Geheimwissen). Er aber gab in seinen Büchern das chemische Wissen weiter, wobei dieses dann von allen gelesen und gelernt werden konnte und somit kein Geheimwissen mehr darstellte.

Sein therapeutischer Leitsatz hiess: Für jede Krankheit eines Menschen muss das spezifische **Arcanum** aus den natürlichen Dingen gezogen werden um damit geistige Heilkraft freizusetzen. (Arcanum: Geheimnis)

Er war einer der frühesten Iatrochemiker mit der Betonung zur Praxis, die ihm über jeder Theorie stand. Sein Forschungsgebiet bildete die Praxis, die zum Lernen anregte und zur Erkenntnis führte.

Noch heute kennen wird den Leitsatz des Paracelsus, der da sagte: ‚*Alle Dinge sind Gift, und nichts ist ohne Gift; allein die Dosis machts, dass e in Ding kein Gift sei.*'

# Syphilis

Kurz vor dem Ende des 15. Jahrhunderts, also um **1495**, grassierte in Europa die Syphilis mit einer Heftigkeit, dass man von einer grossen Epidemie reden kann. Sie verbreitete sich unversehens und rasend schnell und flächendeckend über die mittelalterlichen Bewohner Europas, gleichsam einer biblischen Plage und rafte als **„Lustseuche"** Tausende hin, sowohl Männer wie Frauen. Staat und Gesellschaft, wie auch die Schlagkraft ihrer jeweiligen Armeen, wurden so massiv geschwächt, denn sie verbreitete sich besonders auch innerhalb der sich feindlich gegenüberstehenden Heere und als Folge ihrer Belagerungen, Eroberungen und Übergriffen auch auf die Frauen der besiegten oder besetzten Ländereien aus.

Kirchlichen Kreisen passte die Seuche ‚Syphilis' nicht in den Kram, war für sie die Krankheit als Lustseuche tituliert und Ausdruck gottlosen Lebens. Die Kirche war der Meinung, dass Gott die Seuche mit Absicht in bestimmte Gesellschaftsschichten getragen habe. Kleruskreise erachteten die Syphilis als göttliche **Strafe für die Wollüstigen und Promiskuitiven**, welche gottlos geworden waren und sich dem Teufel in die Hände gegeben hatten. Dies wäre sozusagen die **kirchliche These** der Entstehung der Lustkrankheit.

In der Gesellschaft hatte man schnell bemerkt, dass die Krankheit mit der **geschlechtlichen Aktivität** ihrer Bürger zu tun haben musste und eine **sexuelle Übertragung die Ursache** sein musste. Die Ärzte (Medicus) stellten fest, dass die Infektionen primär und meist an den Geschlechtsorganen auftraten, aber auch im Mund-Zungenbereich sichtbar wurde (Geschwüre). Wie stark diese Lustseuche in Europa wütete, lässt sich heute auch erahnen, wenn man sich bewusst wird, dass sie auch innerhalb der kirchlichen Geistlichkeit ihr Unwesen trieb und zwar alles andere als nur am Rande.

Immerhin sollen etliche Päpste, so auch **Papst Leo X.**, Lebemann, Weiberheld und Kriegsmann, im Jahre **1521** an den Folgen der Syphilis gestorben sein. Es wären noch weitere Opfer der Syphilis zu nennen, einige Jahreszahlen zeigen den Zeitpunkt ihres Todes während dieser Seuchenzeit an:

- **Papst Alexander VI.**, gestorben **1503**
- Baudelaire Charles
- Beethoven
- Chopin
- Dürer Albrecht, **1528**
- **Erasmus von Rotterdam** (Therapiert durch Paracelsus), **1536**
- Flaubert Gustav

- Franz I., König von Frankreich, **1547**
- Gauguin Paul
- Gogh, Vincent van
- Heine Heinrich
- Heinrich VIII., englischer König, **1547**
- **Hutten, Ulrich von, 1523**
- **Iwan IV.**, genannt Iwan der Schreckliche, **1584**
- **Papst Julius II., 1513**
- Karl VIII., König von Frankreich, **1498**
- Lenin
- Ludwig XII., König von Frankreich, **1515**
- Ludwig XIV., Frankreichs Sonnenkönig
- Ludwig II., König von Bayern
- Maupassant, Guy de
- Napoleon Bonaparte
- Nietzsche Friedrich
- Paganini Niccolo
- Philipp II., König von Spanien
- Rembrandt
- Schopenhauer
- Schubert Franz
- Schumann
- Smetana
- Wallenstein
- Wild Oscar

Dass die Seuche sich auch im oberen Klerus ausbreiten konnte, wird klar, wenn man sich die Kirchengeschichte vor Augen führt. In Konstanz, zu Zeiten des **Konzils von 1414 – 1418**, gab es ein schmuckes Dirnenhaus. Darin bewegten sich viele Frauen und Töchter aus gutem städtischen Hause, weil die (Konzil-)Zeiten günstig waren und man dort als edle Kurtisane so richtig Geld machen konnte. Die Gottesmänner kamen schliesslich in Scharen.

Viele weitere Dirnen, teils aus Gründen von Armut und Notlage in die Konzilstadt gezwungen, verkauften ihre Leiber den herangereisten Gottesmännern ebenfalls, an der Zahl hielten sich um die 1500 Huren in der Konzilstadt auf.

Syphilis hätte also, wie hiermit beweisbar, vor dem obersten Klerus bereits zu dieser Zeit nicht Halt gemacht. An ihr erkrankten denn später auch etliche Päpste,

Bischöfe, Domherren, Mönche und Nonnen, nachdem diese Seuche 1493 ausbrach.

In der Stadtchronik von Konstanz wird denn auch berichtet von Mätressen und Kurtisanen, die damals den Bedürfnissen der geistlichen Fürsten dienten. Zitat: *... es kamen offene Frauen in die Frauenhäuser und sonst Frauen, die Häuser gemietet hatten und Gassendirnen, die in den Ställen lagen oder sonst wo Platz fanden, es seien gegen 700 da gewesen, ohne die heimlichen... '.*

Berichtet wurde auch von einem **Hurenaufstand** in den edleren städtischen Frauenhäusern, der bis zum deutschen König Sigismund vordrang. Die Kurtisanen drohten mit Streik (was so viel bedeuten musste wie ‚Kopulationsstreik'), wenn **gegen das Gesindel der ‚freien Huren'** nicht vorgegangen würde, die ihnen gemäss die einheimischen Geschäfte verderben würden.

Glücklicherweise grassierte die Syphilis so richtig krass erst ab 1495 und nicht schon um diese Konzilszeit von 1414 – 1418. Man kann sich die Folgen ausrechnen, die ein solches Konzil mit sich gebracht hätte, wenn die Syphilis damals bereits derart virulent grassiert hätte.

Die Stadt Konstanz lag für ein dringliches Konzil ideal, war sie seit langer Zeit ein wichtiger Handelsplatz für Stoffe, Pelze und Gewürze und auch ein militärstrategisch bedeutender Ort. Dringlich wurde das Konzil, weil die Katholische Kirche zu dieser Zeit gleich über **drei Päpste** verfügte, die sich Reputation, Einfluss (Macht) und Vorsteherschaft anmassten: Papst Gregor XII., Benedikt XIII. und Papst Johannes XXIII. (der Gegenpapst) buhlten um das Primat der Katholischen Kirche. Diese drei Päpste drohten die katholische Kirche zu spalten, was man als **Schisma** bezeichnet.

Zugegen waren 33 Kardinäle, 346 Patriarchen, Erzbischöfe und Bischöfe, 2148 weltliche Doktoren und 546 Äbte und Prioren von Mönchsorden, alle mit dutzendweisem Gefolge. Zudem gesellten sich zwischen 50'000 und 70'000 Konzilbesucher, weil dort im Konzilgebäude, welches heute noch steht, die Auflösung eines abendländischen Kirchenschismas anstand, welches die Kirche bedrohte. Zudem galt es über Häretiker zu beraten und zu entscheiden. Als ihr Gastgeber trat der damalige König Sigismund auf, der sich ehebrüchig ebenfalls gerne mit liederlichen Weibsbildern umgab.

Zudem galt es die Lehren der Ketzer **Jan Hus**, **John Wyclif** und **Hyeronimus von Prag** zu beraten und es ging gleichzeitig auch um das Supremat (Vorrangstellung), ob der Papst über oder unter Konzilbeschlüssen stand. Entschieden wurde - es steht im Dekret ‚Haec sancta' - dass die **Oberhoheit von Konzilien über den Papst gesetzt** wurde. Kraft dieses Gesetzes wurde dann Papst Johannes XXIII (der Gegenpapst) noch während des Konzils abgesetzt. Er flüchtete, wurde gefangengenommen und inhaftiert, wo er sich bitter über die schlechten Kerkerbedingungen beklagte. Immerhin kam er noch frei, bevor er 1419 in Florenz starb.

Gregor XII. wurde zur Abdankung überredet, Benedikt XIII. endete in einem Exil auf einer verlassenen Felsenhalbinsel in Spanien. ‚Geboren' wurde im Konzil dafür ein neuer **Papst: Martin V.**

Der Ketzer Jan Hus landete 1517 in Konstanz auf dem Scheiterhaufen, obschon ihm König Sigismund freies Geleit zugesichert hatte, aber kalte Füsse kriegte und sein Wort brach.

Zurück zur Syphilis, die auch gemäss der **präkolumbianischen Theorie**, als Krankheit in Europa schon länger existierte und bereits in der Antike (Griechenland, Rom, Ägypten) ihr Unwesen trieb. Möglicherweise war sie als Krankheit nicht sehr virulent und wirkte sich nicht so gefahrvoll aus, wie am Ende des 15. Jahrhunderts, sondern grassierte in der Bevölkerung noch als Bakterienstamm mit nicht sonderlich klinischem Krankheitsbild. Allerdings ist diese präkolumbianische These umstritten und konnte wissenschaftlich (Knochenbefunde) bis heute nicht nachgewiesen werden. Aber die Wissenschaft forscht auch an dieser Theorie weiter.

Es besteht auch die Vorstellung, dass die Syphilis durch vermehrte Reisetätigkeiten (Eroberungen) in ferne Ländern durch Sexualkontakte mit den dortigen Einwohnern aufgelesen und in die Heimat zurück getragen worden sei. Insbesondere wird die Zeit um die Entdeckungen des Christopher Kolumbus erwähnt, nachdem diesem mit seiner Mannschaft 1493 die Rückkehr aus Mittelamerika bzw. von der Karibik gelungen war. (**Kolumbus-Theorie**)

Es war nämlich der spanische Arzt **Ruy Diaz de Isla**, der um 1510 und später einen Bericht verfasste, worin er beschrieb, wie er syphilitische Geschwüre bei einigen Mitgliedern der Schiffsmannschaft des Kolumbus behandelt habe (**Quecksilber- und Arsensalben auf die Hautgeschwüre**). Paracelsus und anderen Alchemisten sei Dank, kannte man damals bereits die Wirkung von Quecksilber als Allerheilmittel.

Paracelsus experimentierte therapeutisch und entschied sich zu Gunsten einer Behandlung mittels Quecksilber. Mit dem **Guajakharz** resp. **Guajakholz** versuchte er es zwar auch, aber verglich die Heilwirkung mit der des Quecksilbers. Das Harz erwies sich als wirkungslos, die Behandlung mit Quecksilber eindeutig als effizienter!

**Miasma-Theorie**
aus: Eckart, Geschichte, Theorie und Ethik der Medizin, 2013
Diese Theorie (Miasma gr. Besudelung, Verunreinigung) stellt die bis zur Ära der Bakteriologie vorherrschende Auffassung dar, dass epidemische Krankheiten durch schlechte Ausdünstungen des Bodens, des Wassers, insbesondere feuchter Sumpfgebiete oder durch krank machende Bestandteile der Luft verursacht und verbreitet werden (Pesthauch, Malaria)

Aber neben der Kolumbus-Theorie gab es noch weitere, teils recht abstruse Theorien, so die sog. **Miasma-Theorie**. Sie postuliert eine spezielle Planetenkonstellation (**astralische** Einflüsse) zwischen Saturn, Jupiter und Mars in Zusammenhang mit dem Zeichen des Skorpions, welche einen Einfluss auf die menschlichen Geschlechtsteile, auf Boden und Luft gehabt habe. Immerhin empfahl man in der Folge gute Luft als Heilquelle.

Eine weitere, recht monströse Theorie stammte wiederum von Paracelsus, der glaubte, die Syphilis sei entstanden, weil beim Geschlechtsakt eines an Lepra erkrankten Mannes mit einer am Tripper erkrankten Frau eine Sünde begangen worden sei und Gott die Krankheit wie eine Geissel auf die Menschheit gelegt habe. (**Verschmelzungstheorie**)

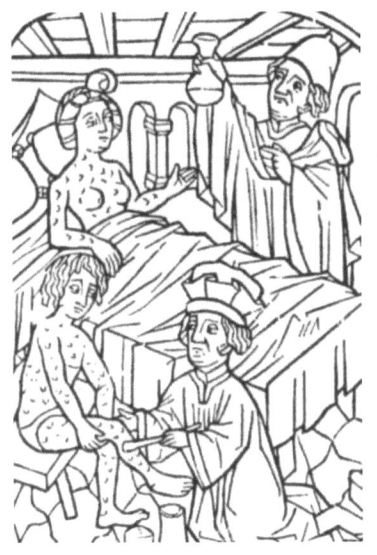

Einige postulieren eine **Kombinations-Mutations-Theorie**, die besagt, dass durch die Kombination verschiedener Erreger der Syphilis sich ein solcher Erreger zu einem gefährlicher, sozusagen virulenteren Typus mutiert habe. Man kennt dies aus der HIV-Forschung: Es gibt verschiedene Aids-Stämme, die unterschiedlich aggressiv sind. Dies könnte ebenfalls die Theorie der Mutation des Erregers stützen.

Wie es auch sei, die Syphilis grassierte mit tödlicher Wucht im mittelalterlichen Europa und erforderte eine wirksame Behandlung.

Bartholomäus Steber:
A malafranczos morbo Gallorum prae-servatio ac cura. Wien 1497-98

Obschon man seit langer Zeit auch das sog. **Purgieren** als Therapie bei Syphilis und anderen Krankheiten kannte, setzte sich die Behandlung mit Quecksilber zu dieser Zeit durch. Man strich Quecksilber in Salbenform auf die eiternden Hautgeschwüre oder schwitzte sich die Krankheit heraus, indem man die Kranken unter Quecksilberdämpfen kurierte, die starkes Fieber hervorriefen. Quecksilber verdampft bereits bei Zimmertemperaturen, bei einer Erhöhung der Temperatur noch schneller. (Purgieren meint abführen, reinigen)

Teils wurden ihnen auch grosse Mengen an flüssigem Quecksilber zum Schlucken verabreicht, was heftige körperliche Reaktionen nach sich zog. Auch dieser Vorgang kann man als purgieren (von innen her reinigen) betrachten. Mit dem Purgieren wollte man absichtlich eine Säuberung herbeiführen, die in Form des **Erbrechens, der Urin-** und **Fäkalienausscheidung** stattfand und sicherlich manche Syphilisbakterie auch wirklich ausleitete.

Immerhin hatte das Purgieren bei einigen Krankheiten einen gewissen Erfolg, weil man bei diesen die Krankheitsursache austrieb. Das Ausleiten oder Purgieren war neben der sexuellen Enthaltsamkeit das damalige bewährte und durchgeführte Mittel der Wahl, neben der Abgabe (Applikation) von Quecksilber.

So erbrachen viele die eingenommene Medizin, die aus einer viel zu hohen Dosis an Quecksilber bestand, was die Ärzte dann als klaren Beweis ihrer Wirkung ansahen. Manche Syphilitiker erhielten eine letale Dosis und verstarben unter qualvollen Schmerzen an einer Quecksilberintoxikation.

Die Syphilis nannte man auch die **Franzosenkrankheit** oder (*maladie française), vermutlich weil die Syphilis erstmals in Neapel dokumentiert wurde, während der französischen Invasion im ital. Krieg von 1494 – 1498. Die Syphilis jedenfalls muss sich flächendeckend über Frankreich ausgebreitet haben und von dort weiter über Europa.*

Die Syphilis (Lues) hatte geschichtlich viele Namen: morbus gallicus, mal Frantzos, Frantzosen, spanische Pocken, spanische Krankheit, mal de Naples, Neapolitanische Krankheit, Venus-Seuche, Morbus venereus, Lues venera, Lustseuche, Wollustseuche, harter Schanker, englischer Schweiss (irrtümlich), Polenkrankheit, Schottische Krankheit, Englische Krankheit.

Die ersten drei Stadien der Syphilis sind für die Intention dieses Buches zu erwähnen nicht interessant, obwohl dargelegt. Umsomehr das vierte und letzte Stadium dieser Krankheit.

**1. Stadium** (drei Wochen nach der Infektion, hochinfektiöse Phase)
Nach der **Infektion** mit dem **Bakterium Treponema pallidum,** Auftreten eines **Infektionsgeschwürs an der Schleimhaut** (Ulcus durum) z.b. im Bereich der Schamgegend (Geschlechtsteile), im Enddarm und/oder des Mundes, des Rachens, der Zunge, der Lippen etc. (Geschwür = Primäraffekt), meist ohne Schmerzen verlaufend. Palpier- und sichtbare **Lymphknotenschwellungen.** Dies ist die erste hochinfektiöse Phase der Krankheit.

Geschwür heilt innerhalb von vier bis sechs Wochen spontan ab, die Lymphknotenschwellung kann noch monatelang bestehen bleiben.

**2. Stadium** (ab 3. – 5 Monat, noch immer infektiöse Phase)
Kennzeichen: grossflächiger **Hautausschlag** (Exanthem, geschwürartige, **eiternde** und **entzündliche Flecken,** hochansteckende Knötchen, Pappeln, Geschwüre auf grossen Partien der Haut, Rücken, Bauch, Gesicht, Beine, Füsse). Dies wird als das Sekundärstadium bezeichnet.

In dieser zweiten Phase sind grippeartige Beschwerden wie **Fieber,** Müdigkeit, **Kopf-, Muskel-** und **Gelenkschmerzen** feststellbar. Die bereits in der ersten Phase auftretenden **Lymphknotenschwellungen** vermehren sich und fühlen sich hart an.

Möglich sind auch **Schleimhautveränderungen in der Mundhöhle** (Plaques) zusammen mit einem **Anschwellen der Mandeln.** Auch stellenweiser **Haarausfall** ist möglich. Und **Gewichtsverlust.**

Gefolgt wird dieses zweite Stadium nach dem schnellen Abheilen des Hautausschlages von einem symptomlosen, beschwerdefreien **Latenzstadium** (längerer Stillstand der Krankheit), welches unter Umständen Jahre dauern kann. Aber Achtung: alle Organsysteme sind von der Krankheit betroffen (Blutarmut, Leberschwellung), der Erreger befindet sich nach wie vor (unbehandelt) im Körper. Auch die Ansteckungsgefahr bleibt jederzeit bestehen!

**3. Stadium (Tertiäre Syphilis)** Symptomlos, aber weiterhin Infektionsgefahr!
Es treten nun starke **Körperschädigungen** des Gehirns, Rückenmarks, der Nerven, Augen und des Herzmuskels auf, aber auch ein Lungenzerfall, Leberschrumpfung, Schrumpfnieren, Geschwürbildung im Magen und Darm und eine Zerstörung der Knochen. Die Syphilis in diesem Tertiärstadium schädigt die Wände der Aorta (Hauptschlagader), was zu einem Aneurysma (Wandaussackung) führen kann, die leicht platzt. Jederzeit ist Verblutung möglich! Akute Lebensgefahr!

Dieses dritte Stadium wird auch als Tertiärstadium bezeichnet. Es läuft ohne klare zeitliche Trennlinie ins letzte Stadium hinüber. Die Erreger befallen **sämtliche innere Organe**. Entstehung von sog. **Gummen** (langsam wachsende Knoten), die aufbrechen und neue Geschwüre bilden können. Das Gummen-Gewebe im Geschwür stirbt meist ab, wird nekrotisch. Dieses Stadium ist symptomlos.

**4. Stadium (Mentale Symptome) Quartäre Syphilis.**
Innerhalb eines langen Zeitraumes, 10 – 20 Jahre nach der Infektion entwickeln sich ohne Ausnahmen **Entzündungen im zentralen und peripheren Nervensystem** (Gehirn und Rückenmark), mit entsprechenden **psychiatrischen Symptomen**. Jetzt spricht man von **Neurolues** oder **Neurosyphilis**. Die psychiatrischen Symptome richten sich nach der Art der Betroffenheit von Gehirn und Rückenmark. Man spricht auch von Tabes Dorsalis und Syphilitische Meningitis.

Die **Tabes Dorsalis** als Demyelinisierung der Hirnstränge und der Spinalganglien weisen folgende psychiatrische Klinik auf:
- Sensibilitätsstörungen
      Schmerzattacken (stechender Schmerz in Bauch und Beinen)
      Sensibilitätsverlust vor allem an den unteren Extremitäten
- Ataxie (Koordinationsstörung des Bewegungsablaufes, Stand und Gang)

Der Befall des Rückenmarks macht sich also bemerkbar in:
- Ausfall von Reflexen
- Störungen der Bewegungskoordination
- Fehlempfindungen (Hautkribbeln)
- Stechende Schmerzen in Unterbauch und Beinen
- Impotenz
- Kontrollverlust von Blase und Darm (Entleerungsstörungen)

Es kann auch eine **Hirnhautentzündung** mit einer Schädigung der Hirnnerven entstehen (**syphilitische Meningitis**) mit den Folgen:
- Taubheit
- Schwindel
- Lähmungen der Augenmuskeln
- Sehstörungen
- Epileptische Anfälle

Der Befall des **zentralen Nervensystems** (ZNS), die **progressive Paralyse** äussert sich auch in einer psychiatrischen Ausdrucksweise:
- Veränderung der Psyche und Persönlichkeit (organische Psychose)

- Wahnvorstellungen (Grössenwahn)
- Depressionen
- Konzentrations – und Gedächtnisstörungen
- Entwicklung einer Demenz und Hirnatrophie (fronto-temporal Lappen)
- Tod nach ca. 5 Jahren.

Die psychiatrische Symptomatik ist schrecklich. Was so ein kleines korkenzieher-ähnliches Bakterium im betroffenen Menschen alles anrichten kann! Man ist heute der Meinung, dass berühmte Persönlichkeiten, wie der Philosoph Friedrich Nietzsche sich an dieser Bakterie angesteckt haben soll. Zur Ehrenrettung des berühmten Denkers muss immerhin angemerkt werden, dass man dies auf Grund der Symptomatik seines Leidens heute eher vermutet, als dass dies eine gesicherte Laborerkenntnis ist.

Zudem wurde weiter oben eine Liste von an Syphilis Erkrankten aufgeführt, auf der weitere betroffene und vermutete Persönlichkeiten aufgeführt sind. Die Krankheit war nicht nur im Mittelalter um die Zeit des Paracelsus nicht heilbar, sondern bis ins 20. JH. nicht. Erst als man das Penicillin erfunden hatte, erfolgte eine wirkungsmächtige medizinische Therapie.

Für die betroffenen Menschen der Zeit dazwischen, die nur urmenschlichen und normal veranlagten Trieben der Fortpflanzung folgten, war diese schreckliche Krankheit ein Zustand blanken Horrors. Immerhin gesellte sich dazu auch die moralische Instanz der Kirche mit ihrer Sündendoktrin dazu, die diesen Menschen keinerlei Erbarmen zukommen liess, sondern im Gegenteil die Krankheit als Lustseuche denunzierte. Immerhin wurden auch unschuldige Neugeborene mit dieser Krankheit infiziert (**Syphilis connata**) und es lässt sich schwerlich Beweisen, dass bereits dieses junge Menschlein, sich im Mutterleib dieser diabolischen Lustseuche in sündiger Weise hingegeben hatte.

Für die damalig vorherrschende mittelalterliche Kirche, die katholische Kirche, hatte Gott die Seuche mit Absicht in bestimmte Gesellschaftsschichten getragen. Kleruskreise erachteten die Syphilis eindeutig als göttliche **Strafe für die Wollüstigen und Promiskuitiven**, welche gottlos geworden seien und sich dem Teufel in die Hände gegeben hätten. Das war Gottes Strafe!

In einigen Regionen waren für die Syphilis die **Juden** verantwortlich, die auch der **Brunnenvergiftung** bezichtigt wurden. Der Jude wurde verfolgt.

Neben der Eruierung der Syphilis als Strafe Gottes oder der Beschuldigung der Juden, gingen auch noch weitere Ideen hinter der Krankheit her und je nach Blickwinkel der Verursachung erhielt die Syphilis einen anderen Namen. So nannte man sie auch ‚**Französische Krankheit**‘, weil im neapolitanischen Krieg die Franzosen diese Krankheit eingeschleppt hatten. Die Franzosen wiederum gaben dieser Geissel den Namen ‚**Neapolitanische Krankheit**‘, weil sie wiederum der Meinung waren, sie dort aufgelesen zu haben.

Wie es auch sei, die Engländer benannten Frankreich und Spanien als Verursacher, um in Schottland angelangt, von diesen wiederum als ‚**Englische Krankheit**‘ bezeichnet zu werden. Weiter von Schottland nach Norwegen transportiert, wurde sie dort umgehend als ‚**Schottische Krankheit**‘ wahrgenommen. Man kann sich so gut selber ausdenken, weshalb die Russen diese Krankheit seinerseits wiederum als ‚**Polnische Krankheit**‘ betrachtet haben.

Immerhin wusste man bereits im Mittelalter, dass man sich die Syphilis hauptsächlich über Geschlechtsverkehr zuziehen konnte. Dies mahnte möglichst zu Enthaltsamkeit oder zum Gebrauch nur innerhalb möglichst sicherer Kreise: Etwa im Kreise der Ehe. Wer sich daran hielt, war der Lustseuche selbstverständlich nicht ausgesetzt, als wer in jedem Bordell und in jedem Krieg sich schnell mit dortigen Kurtisanen oder Mägden einliess, die selber auf diese Weise (der sexuellen Hingabe) für ihr Überleben kämpfen mussten.

Mit Lust allein hatte die Seuche nämlich nicht viel zu tun, sondern mit dem Hunger und dem Überlebenskampf der damaligen Menschen in der damaligen Gesellschaft. Und an diesem Zustand hatte und dies ist gesichert, auch die Kirche Mitschuld (Kriege, Diskriminierung, Ausbeutung).

Immerhin suchte man in den Sternen und Planeten und deren Konstellation untereinander nach weiteren Ursachen, die nicht vorsätzlich kirchlich und moralisch waren. So trieben auch die Alchemisten ihr Unwesen, als sie im Jahre 1484 entdeckten, dass sich die Planeten Saturn und Jupiter in einem den Geschlechtsteilen zugeordneten Sternenbild, dem Skorpion, versammelt hatten. Diese alchemistische Schau war, neben der kirchlichen Versündigungstheorie, ebenso blanker Bockmist. Und noch immer hielt sich Galen mit seiner Theorie des Ungleichgewichtes der Säfte. Aderlass zeigte keine Wirkung, da war Quecksilber erfolgreicher.

Das Quecksilber, eingenommen und geschwitzt, führte immerhin zu Intoxikationserscheinungen, die man als therapeutische Heilung interpretieren konnte, auch wenn die Vergifteten an Zahnausfall litten, von grosse Schmerzen und unter einem starken Speichelfluss geplagt waren. Von den Alchemisten wurden diese Symptome und insbesondere der Speichelfluss dahin gehend interpretiert, dass ein Reinigungsvorgang gemäss der galenischen Säftelehre stattfinden musste, die dem ‚harmonischen' Gleichgewicht der Säfte näher führe.

So kam es, dass man nach Verhütungsmitteln suchte, einerseits, um die Syphilis an der Übertragung zu hindern, andererseits, um Nachkommen auszuschliessen. Das Kondom (Leinen und Seide) erfuhr einen ersten Höhepunkt. Zusammen mit der aufkommenden Praxis der Zuhilfenahme der Kondome, veränderte sich die Kultur der gelebten Sexualität im Mittelalter. Vom einstigen ungezwungenen Verständnis von Sexualität ging man hinüber zu einem eher gezwungenen Verständnis zu Sexualität.

Folgten noch im ungezwungenen Mittelalter viele durchaus als ehrenvoll ange-sehene Frauen als Prostituierte den Soldaten in den Kampf, wenigstens in die Nähe der Schlachtfelder, um sie dort in einem Kampfkraft steigernden Sinne zu bedienen, quasi mit ihrem Beischlaf zu deren Gesunderhaltung und Kampf-kraftförderung beizutragen, änderte sich mit dem Aufkommen der zersetzenden Syphilisseuche diese Praxis, weil man die Prostituierten mit dem Geschlechts-verkehr in Verbindung brachte. Die Huren verbreiteten jetzt die Seuche Syphilis, wurden deswegen weniger geachtet und im Ansehen geringer gesetzt.

Die Syphilis veränderte die ethische, moralische und religiöse Bewertung der Sexualität in der damaligen mittelalterlichen Gesellschaft. Die Veränderung ging so weit, dass auch der häusliche Beischlaf, diente er nicht eigens dem Fortbestand der Familie, in Verruf geriet, ebenso auch die einstmals geliebten und begehrten Badehäuser der Bader. Diese Badehäuser waren ein grosser Risikofaktor, weil sich in ihnen immer schon sexuelle Aktivitäten abgespielt hatten.

Die Kirche und die ihnen gläubig ergebenen Menschen, die auch in den Stadträten, in manchen Gelehrten und den studierten Medici usw. zu finden waren, verlang-ten nach einem möglichst **keuschen Lebensstil**, einerseits, um die klerikale Moral zu propagieren, andererseits aber auch um weitere Ansteckungen zu unterbinden. Dies verlangte nach reisserischen **Flugblättern**. Immerhin hatte **Johannes Gutenberg** (1400 – 1464) den Buchdruck bereits erfunden. Die Bevölkerung musste informiert werden, aber da die meisten Bürger zu dieser Zeit weder lesen noch schreiben konnten, wurden Flugblätter für die ‚Tumben' gedruckt, zur Verbesserung der Erklärbarkeit **illustriert** mit eindringlichen **Holzschnitten** oder die Sachlage darstellenden **Kupferstichen,** deren Botschaften dann von den wenigen Lesekundigen in die ungebildete Menge transartikuliert wurden.

Viele (wissenschaftlich orientierte) Mediziner der damaligen Zeit nahmen bereits eine **Ansteckung als Ursache** der Syphiliskrankheit an. Sie führte zur Entwicklung der **Kontagienlehre,** der Ansteckungs- resp. Infektionslehre. Man nahm - neben den moralisch begründeten, aber irrgläubigen Annahmen der Katholischen Kirche, es handle sich um eine **Gottesstrafe** wegen unzüchtigem und gottlosem Lebenswandel - aus der Optik einer Vorwissenschaft aber eine **Ansteckung** durch schlechte Luft, verunreinigte Böden, Sümpfe und Nebel und deren pathologischen Ausdünstungen etc. an. Der Transportweg war der Geschlechtsverkehr.

Heute bezeichnet man solche Krankheiten, zu der die Syphilis, aber auch die **Pest** und die **Lepra,** die **Pocken** und die **Cholera** gehörten, als sog. ‚**Signalkrankheiten**‘ (Karl-Heinz Leven). Ihnen gemeinsam ist, dass jede dieser Krankheiten (das Signal ist z.B. Hautaussatz, Auswurf) einer Epoche zugewiesen werden kann, was sie als solche kennzeichnet.

Alle diese Signalkrankheiten führten in ihrer Tendenz zur **Ausgrenzung** aus der Gesellschaft und in einem nächsten Schritt zu einer Art von **Inhaftierung.** Die Leprösen erlebten dies, in dem man sie in gesellschaftlich randständige **Leprastationen** verbrachte, dort als **Aussätzige** behandelte, sie in ihren bürgerlichen Rechten beschnitt und sie als gesellschaftlich und moralisch Abtrünnige von den Normalbürgern aussortierte. Sie wurden von der übrigen Bevölkerung getrennt und teils gekennzeichnet (Leprarassel, Lepraklappern). Immerhin erhielten sie auch Privilegien. Beispielsweise Bettelprivilegien oder bestimmte Versorgungsrechte.

Für die gesunde Bevölkerung waren die an diesen Krankheiten Befallenen ‚gleichwie tot‘ und wurden aufgegeben, galten als verloren. Sie erfuhren eine gesellschaftliche **Ausgrenzung.** Sie wurden zwar mehr schlecht als recht versorgt, erhielten aber weniger Pflege und Betreuung als andere Krankheitsbilder, weil sie als **hochansteckend** galten und die Krankheit **meist tödlich** verlief oder auffällige **körperliche Spuren** hinterliess (Narben, Verlust von Gliedmassen etc. resp. Makel der äusserlichen Entstellung). Man empfand auch Ekel vor ihnen. Die Erkrankten wurden **moralisch und gesellschaftlich stigmatisiert.** Sie erhielten das Stigma der Andersartigkeit, wie sie noch Psychischkranke noch heute erfahren.

Lepra beispielsweise, bei der man eine ‚klebrige Absonderung‘ feststellte, beruhte gemäss damaliger Vorstellung konform der 4-Säfte-Lehre auf einer schwarzgalligen Entgleisung der Körpersäfte, was man sich wie eine Art von Krebs-krankheit vorstellte, die den Körper befiel. Die schwarzgallige Entgleisung wurde als **unheilbar** angesehen. Man empfand Angst vor den Aussätzigen und Anders-artigen. Man dachte, sie seien **mit dem Teufel verbunden**.

Genau wie die Lepra oder Pest, war auch die Syphilis für die mittelalterliche Ge-sellschaft eine soziale Herausforderung. Wie auch eine Herausforderung für den vorherrschenden Glauben, resp. deren Praxis. Für die Leprakranken entstanden in Europa ein Netz von Leprosorien, für die Syphiliskranken entstanden auch solche **Ausgrenzungsorte**. Man nannte sie in Anlehnung an die Pocken resp. Pest auch ‚Blatternhäuser'.

Diesen Häusern oblag dieselbe Funktion wie den Aussätzigenhäusern, die ur-sprünglich Leprakranke beherbergten. Nun nahmen sie auch Syphilitiker auf. Diese Häuser (Institutionen zur Ausgrenzung) für **Aussätzige** kennen geschichtlich viele Namen: ‚Seelhaus', ‚Bruderhaus', ‚Prestenhaus', ‚Siechenhaus', ‚Leprosenhaus' oder Leprosorien, ‚Pesthaus', ‚Armenhaus' oder ‚Blatternhaus'. Manche waren auch ehemalige Pilgerhäuser, einige entwickelten sich zu Hospizen, zu Hospi-tälern, zu Heiliggeistspitälern oder zu Bürgerspitälern, je nach Region.

**Auch psychisch Kranken** haftete im Übergang vom Mittelalter zur Neuzeit bereits der Ruch der Signalkrankheit an. (Ruch als Verruf oder Diskreditierung). Ihnen ebenso gemein ist gemäss Kontagienlehre (in der Bevölkerung) also dieAngst vor Ansteckung, der Verdacht der Gotteslästerung und die Verbundenheit mit dem Teufel, die Ausgrenzung und ‚Inhaftierung',die moralische Stigmatisierung und die Unheilbarkeit. Ihnen baute man damals Tollhäuser, Taubhäuser, Dorenkisten, Narrenkäfige, sperrte sie in zugedeckte Bodenlöcher, in Narrentürme (Stadt-türme), band sie an Pfähle in Schweineställen, stellte sie in drehbaren Holz-Eisen-Käfigen dem Spotte der Mitmenschen aus. Nur später, nachdem die Gesellschaft sich den Anstrich von Humanität gab, baute man für sie spezialisierte Irren-anstalten an den Rändern der Städte.

Gegen Ende des 18. Jahrhunderts (ca. 1790) trat die Progressive Paralyse als Erkrankung des Hirns wieder vermehrt auf. Begleitet von der Puderung des Gesichtes und der Hände, um die syphilitischen Geschwüre und Vernarbungen zu verdecken und von der Bedeckung des Kopfes mittels Perücken, um den Haarausfall zu verdecken, der durch die damalige Quecksilber-Therapie begünstigt wurde (!).

Die Syphilitiker mit ihren Spätfolgen der Progressiven Paralyse resp. der Tabes Dorsalis bevölkerten zu einem viel späteren Zeitpunkt dann als gewichtige Patientengruppe die um 1850 oder noch früher entstandenen Irrenanstalten. Die Paralytiker waren die auffälligste und häufigste Patientengruppe in den Irrenhäusern - neben den Alkoholkranken und Kretinen - zeigten sie in ihrem fortgeschrittenen Stadium klare psychiatrische Symptome.

Gegen Ende des 19. Jahrhunderts (um 1890) sollen bereits mehr als 20 Prozent aller Anstaltsinsassen an der Tabes Dorsalis gelitten haben, also beinahe jeder vierte. Interessant ist zu wissen, dass die syphilitische Ursache der Progressiven Paralyse erst im Jahre 1857 entdeckt wurde. Aber kommen wir nochmals zurück ins 16. Jahrhundert.

Es war nämlich ein italienischer Arzt, Astronom, Dichter und Philosoph mit dem lateinischen Name **Hyeronimus Fracastorius** oder Girolamo Fracastore, wie er mit bürgerlichem Name hiess, der um 1530 ein Lehrgedicht ‚Syphilis sive morbus gallicus' verfasste. (übersetzt: Syphilis oder die französische Krankheit)

Darin beschreibt er in einer hohen dichterischen Qualität diese damals grauenerregende, aber auch faszinierende Krankheit, die auch Italien nach den Reisen des Kolumbus heimgesucht hatte. Er akzeptierte zwar im Hintergrund eine ansteckende Krankheit, ursächlich nicht durch Kolumbus eingeschleppt. Viel näher schien ihm eine Ansteckung gegeben durch ein brutales Kriegsheer, nämlich das des Karls dem VIII. von Frankreich, der - gemäss seiner Meinung - die Syphilis im Italien-Feldzug 1495 eingeschleppt habe. (Franzosenkrankheit)

Fracastoro benannte die Krankheit nach dem Mythos des Schäfers oder Schweinehirten, der sich von Apollo abgewendet hatte und zur Strafe mit dieser ansteckenden Krankheit geschlagen resp. bestraft wurde. Dieser Hirte hiess ‚**Syphilus**'.

Selbstverständlich war auch Hyeronimus Fracastorius befangen in der 4-Säfte-Lehre seiner Zeit, kommt auch in seinem Gedicht das Wort Galle mehrfach vor. Zur Therapie des Syphilitikers meinte er, dass zur Genesung eine gute Luftqualität empfehlenswert sei, man solle Winde aus dem Süden vermeiden, dem Nebel fliehen und von feuchten Böden mit schädlichen Abwässern sich fernhalten. Zum genesenden Aufenthalt empfahl er ein ‚lachendes' Land mit freiem Horizont und einen im Sonnenlicht gebadeten Hang. Nur an einem solchen Ort würde man gemäss ihm eine freie Luft finden, welche rein ist und ständig erneuert würde.

Zudem solle man sich nicht von Schaumweinen der Küsten Korsikas verführen lassen, es täten auch normale Weine mit der Rebsorte Rhetia. Er rät zu leichteren Weinen. Lebensmittel zur Gesundung werden ebenfalls empfohlen, dazu gehören die Minze, die Kresse, der Chicorée, Hase, Kopfsalat, süsser Mergel, Kalmus mit Parfüm, eine kokette Melisse, Ochsenzunge, die am besten gedeiht an den Rändern von Springbrunnen, Spinat, Sauerampfer und auch Hopfen, um nur einige aus seinem Gedicht zu erwähnen.

Neben seinem Gedichtband über die Syphilis verfasste er als angesehener Wissenschaftler auch andere Bücher - über Krankheiten und Behandlungen - wie Typhus, Pest, Tuberkulose, Tollwut und auch Lepra. Dies waren alles Ansteckungskrankheiten, die das mittelalterliche Leben entschieden belasteten.

Abschliessend noch einige Worte zu Behandlung mit Guajakholz, Quecksilber und Arsen.

Theophrastus Bombastus von Hohenheims verfasste mehrere Traktate über die Behandlung der Syphilis und sein Wahlspruch hiess: ‚Experimenta ac ratio auctorum loco mihi suffragantur‘, was übersetzt heisst: „(Naturwissenschaftlich) experimentelle Erfahrung unter Kontrolle einer vernunftgemässen Prüfung statt Autoritätsglaubens“. Er wollte das alte, autoritäre Wissen nicht unreflektiert wiederholen, sondern Wissen nur vorbringen, was er es selbst gesehen, erfahren und durchdacht hatte.

Mit Guajakholz hätte er eine Unmenge Geld verdienen können und einige Scharlatane, die er heftig anprangerte, verkauften denn auch gewöhnliches Buchenholz zu überteuerten Preisen und missbrauchten so die elende Not der an der Lustseuche angesteckten Menschen. Paracelsus spottete diesem **Guajak-Holzmarkt der Fugger**, die das Handelsmonopol hatten und durch diesen Holzhandel reich geworden waren. Er spottete dieser Guajek-Therapie auch, weil sie seiner Erfahrung gemäss nichts fruchtete und meinte, sie würde als Wunderarznei nur dem Geldsäckel dieser Holztransporteure und Holzverkäufer dienen und nicht der Heilung der Syphilitiker.

Damals dachte man, wenn die Syphilis aus der Karibik hierher geschleppt wurde und wenn die Einwohner selbst dort diese Krankheit mit dem Holz und den Säften des Guajakbaumes behandelten, so könne man dieses Holz importieren und zur Therapie auch in europäischen Ländern einsetzen.

Die Guajak-Kuren belasteten in ihrer Vielfalt die Patienten so stark, dass sie nicht Opfer der Syphilis, sondern der Guajaktherapie selbst wurden. **Ulrich von Hutten,** der auch an der Syphilis erkrankt sein soll, verbrachte unter einer strengen Fastenkur lange Zeit in einem überhitzten Raum unter der Tortur des Schwitzens, von Bädern, Aderlässen und Abführungen über 40 Tage lang im Bett unter einer Art von strengstem Hausarrest, wobei es täglich drei mal zu Ordinationen von reichlichen Mengen an Guajak-Abkochungen kam. Sie waren äusserst teuer, aber halfen ihm überhaupt nicht. Ulrich von Hutten verfasste ein Lobgedicht auf die Guajak-Therapie.

Paracelsus Versuche mit dem Guajakholz brachten keinen Erfolg und so versuchte er es lieber, neben Quecksilber, alsbald auch mit Arsen. Sie kristallisierten sich unter den verschiedensten Therapieansätzen als die wirksamsten heraus. Damit wurden die Ärzte in zwei Lager geteilt: in die ‚Antimerkuralisten', die das Guajak-Holz als Therapie bevorzugten und in die ‚Merkuralisten', die den Heilerfolg mit Quecksilber (und Arsen) suchten.

Arsen war immerhin bereits im Altertum, z.B. bei den Griechen bekannt. Auch Paracelsus empfahl das Arsenik als Heilmittel, allerdings nur in einer geringen Dosierung. Arsen konnte einen tödlichen Ausgang haben bei Überdosierung, genau wie Quecksilber auch.

Die Therapie mit Quecksilber war daher drastisch und äusserst lebensgefährlich, galt oft die Devise: ‚Viel hilft viel!' Die Behandelten reagierten zwar, gemäss der Vier-Säfte-Lehre, oft mit der erwünschten Ausleitung krankmachender Körpersäfte (Purgation), vor allem mit einer Hypersalivation (Übermässiger Speichelfluss). Das waren nur die Symptome der Vergiftung und keine Garantie der Heilung.

Paracelsus hantierte versuchsweise auch mit Arsen, ein im Prinzip weit tödlicheres Metall als das Quecksilber. Aber auch diese Therapie erwies sich als gefährlich. Arsen selbst wurde zur Syphilistherapie in den Folgejahren zwar immer wieder versucht. Die Arsentherapie gelang aber mit einigem Erfolg erst im 20. Jahrhundert, also rund 400 Jahre später. Das Medikament ‚**Salvarsan**' kam zum Einsatz, nachdem im Jahre 1905 das Bakterium Treponema pallida entdeckt und nachgewiesen werden konnte. Mit diesem Labornachweis war in der Syphilisforschung eine grosse Hürde gefallen und für die neue medizinische Wissenschaft eröffneten sich endlich neue und Erfolg versprechende Wege.

Salvarsan war damit das erste erfolgreiche Syphilisheilmittel in der Geschichte. Nach vielen vorgängigen Versuchen gelang die Therapie **Paul Ehrlich** und seinem japanischen Kollegen **Sahachiro Hata** im Jahre 1907. Entlich konnte die Lustseuche weltweit angegangen werden und rettete Hunderttausende vor der Geissel der Franzosenkrankheit. Bald folgte der Einsatz von Arsen zusammen mit dem Zusatz ‚Wismut', was den Behandlungserfolg noch weiter steigerte.

Arsen (Salvarsan) wurde bald durch die noch erfolgreichere Penicillin-Therapie ersetzt und versank dann in der Medizingeschichte.

Die erfolgreiche Therapie und damit die Entdämonisierung dieser venerischen Krankheiten führte zu einem gesellschaftlichen Umbruch, nicht nur in der Sexualität, resp. dem Sexualverhalten der damals lebenden Menschen, sondern führte auch zu einer gesellschaftlichen Veränderung z.B. innerhalb der Künste (Literatur, Theater, Malerei). Die Geschlechtskrankheiten wurden enttabuisiert und entmoralisiert.

Immerhin war man sich einig, die Prostitution zu unterdrücken, insbesondere jene der Minderjährigen. Auch das Zuhälterwesen wurde bekämpft. Die Prostituierten mussten sich, teils nicht freiwillig, zu ihrem eigenen Schutz einer regelmässigen Medizinkontrolle unterziehen.

Die Bevölkerung entwickelte eine liberalere Einstellung gegenüber der Bekämpfung der Geschlechtskrankheiten. Auch innerhalb des Militärs erfolgte eine strenge Bekämpfung der Syphilis, denn sowohl die Wehrkraft wie die Einsatzfähigkeit der Soldaten sollten durch eine syphilitische Infektion nicht gefährdet resp. geschwächt werden. Die Militärs belehrten die Soldaten zur Verhütung von Geschlechtskrankheiten, der oft in der Verbindung mit dem Missbrauch von Alkohol geschah, unbedingt Kondome zu benützen.

## Reformation (Reformationszeit ca. 1517 – 1648)

Man befand sich in einer Zeitenwende. Sie zeigte sich als neue religiöse Geisteshaltung inmitten der Renaissance und schlug sich in der Religion im Besonderen nieder, aber auch in der Gesellschaft, im Staat, in den Wissenschaften, in der Kunst und in der Literatur. Man unterscheidet heute drei Stadien der Renaissance:

- Frührenaissance: frühes 14. Jahrhundert bis 1490 (Buchdruck!)
- Hochrenaissance: 1490 bis 1530 (95 Thesen Martin Luthers)
- Spätrenaissance: 1530 bis 1630 (Hexenverbrennung Höhepunkt)

Je nach Blickwinkel (Kunst, Literatur, Philosophie, Geografie) könnte man ihr verschiedene (andere) Jahreszahlen zuordnen. Uns interessiert hier besonders die Thematik der Religion, weil sie es war, die den Umgang mit und das Verständnis für die Psychischkranken neu definierte.

Die Reformation ging sicherlich aus von der weit verbreiteten Unzufriedenheit weiter Teile der mittelalterlichen Bevölkerung. Sie fühlten sich vor ihrer Kirche und ihrem Klerus zunehmend ausgenutzt, drangsaliert und gegängelt. Die Schere zwischen Arm und Reich tat sich – schon damals – gewaltig auf und liess immer mehr Bürger am rechten katholischen Glauben zweifeln. Daher bedarf es tatsächlich einer kritischen Auseinandersetzung einiger Humanisten mit den bestehenden kirchlichen sowie weltlichen Traditionen. Zu erwähnen sind: Luther, Calvin, Zwingli.

‚Reformatio' bedeutet übersetzt ‚Erneuerung' oder ‚Umgestaltung'. Sie war insbesonderne das Bestreben der Humanisten, die westliche römisch-katholische Kirche zu modernisieren. Man wollte sich aus einer unfairen, einengenden und moralisierenden Umklammerung der Kirche befreien. Treibende Kraft der Reformatoren:

- der zunehmende Reichtum der Kirche versus Armut der Menschen
- der **Ablasshandel** als Sündenerlass
- die Besinnung auf das Religiöse gemäss der Lehre Jesu

Während es der Kirche selber, dem hohen Klerus, vorwiegend um den **Reichtum**, um **Geld**, um **Macht** und **Einfluss** der Kirche auf Mensch und Staat ging (inkl. aller weltlichen und fürstlichen Häusern), war es vielen unteren Chargen der Kirche, den besitzlosen Priestern, Mönchen, Predigern, vor allem aber den einfachen Gläubigen nicht so wichtig, wie viel Geld und Reichtum die Kirche besass. Der ‚adlige' Klerus jedoch, Papst, Kardinäle, Bischöfe lebte in **Saus und Braus** und protzte und prasste und setzte sich mit vielen teuren Kirchenbauten **Denkmäler**. Dies beeindruckte das gewöhnliche Glaubensvolk aber wenig und es musste zu Unruhen kommen.

Dem gemeinen Volk war der leicht verständige Glauben wichtig, es zählten nicht Prunkbauten und vergoldete Altäre, sondern schlicht nur die Hingabe zu Gott, zu Jesus Christus. Sie wollten Gottes Wort möglichst eingängig und überzeugend erklärt haben und erhofften durch Gott Erlösung (vom gepeinigten Alltag).

Dann war vielen Leuten das **unanständige und genusssüchtige Leben vieler Priester**, Bischöfen und Kardinälen ein Dorn im Auge. So sollten diese nicht heiraten und auch keine Kinder kriegen um an sie ihre Kirchenämter vererben zu

wollen, sondern sollten ehrfurchtvoll im strengen Zölibat leben und kein aus-
schweifendes Erotikleben haben.

Das **Zölibat** war zwar nicht zu jeder Zeit innerhalb der Kirchengeschichte Pflicht,
aber den Priestern und Mönchen immerhin seit dem Jahre 1073 eine heilige
Verpflichtung. Viele Kleriker hielten sich nicht daran, heirateten, zeugten Kinder
und lebten unkeusch. Immerhin galt dies für die westliche römisch-katholische
Kirche, nicht jedoch für die katholischen Ostkirchen, wo das Zölibat nur für
Bischöfe und Mönche galt. In diesem Sinne ging der Reformation ein gewisser,
man könnte sagen moralischer **Zerfall der Katholischen Kirche** voraus, der
schlussendlich verantwortlich war für die erbitterte Feindschaft gegen den
Ablasshandel und für durch die Reformationsbewegung aufkeimende Kirchenspaltung.

*,Die Kleriker sind gehalten, vollkommene und immerwährende Enthaltsamkeit um des*
*Himmelreiches willen zu wahren; deshalb sind sie zum* **Zölibat** *verpflichtet, der eine*
**besondere Gabe Gottes** *ist, durch welche die geistlichen Amtsträger leichter mit*
*ungeteiltem Herzen Christus anhangen und sich freier dem Dienst an Gott und den Menschen*
*widmen können.'*

(Codex iuris canonici, 1073, Kodex des kanonischen Rechts, Can. 277 , Paragraph § 1.)

Aber im 15. Jahrhundert waren viele Geistliche verheiratet (rund 50%) und dies
wurde von weiten Teilen des Volkes noch akzeptiert, was es auch heute noch
würde. Denn schliesslich, so wusste man bereits damals, war das Zölibat kein von
Jesus Christus verkündetes Gesetz.

Im beginnenden neuen 16. Jahrhundert verkündeten 95 Hammer-Thesen, gedruckt in Nürnberg, Leipzig und Basel eine innerkirchliche Reformation, resp.
lösten diese in der Folgezeit aus. Der Verfasser dieser Thesen war der deutsche
Reformator Martin Luther.

Die **Ablassbulle** *,Sacrosantis salvatoris et redemptoris'* des Papstes Leo X, datiert vom
31. März 1515, war Luther ein gewaltiger Dorn im Auge, ermöglichte die Bulle das
Eintreiben von **Geld gegen Sünde**, um damit (beispielsweise) den Neubau des
Petersdoms in Rom zu finanzieren. Sie diente aber auch dem Mainzer **Erzbischof
Albrecht von Brandenburg**, um mit diesen Einnahmen die Bezahlung seiner hohen
Schulden beim Bankhaus der Fugger zu ermöglichen. (Erzbischof Albrecht:
,instructio summari, Mainz') Das Ablassgeld konnte auch für andere Zwecke
eingesetzt werden, beispielsweise für den Bau oder Unterhalt von Altären.

Man druckte für die des Lesens fähige Glaubensgemeinde Ablassbriefe, die dem Erwerber einen Ablass, resp. einen Nachlass von auferlegten Strafen erliess, die von dem Sünder nach seiner Umkehr noch zu verbüssen waren. Dieser Ablassbrief

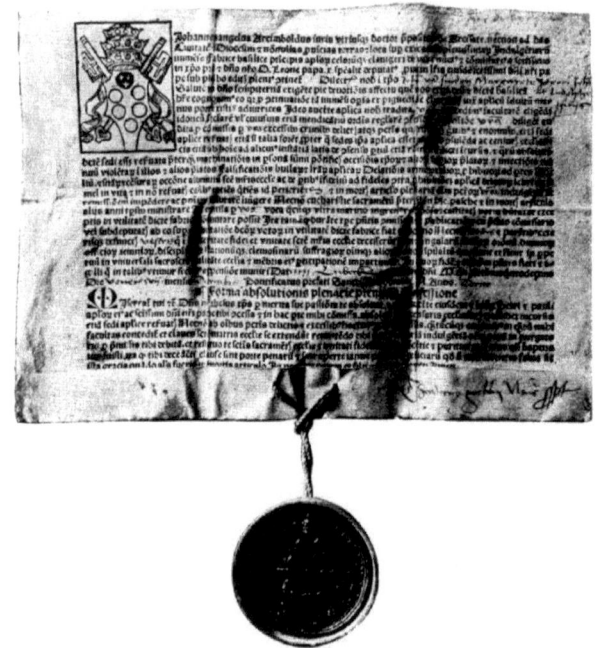

war ein gedrucktes Blatt mit Holzschnitt oder ein Kupferstich, oft mit einer christlichen Darstellung und beigefügten Gebeten. Ein solcher konnte käuflich erworben werden.

Den Armen nahm man mit einem Gebet und einem Segen den gewünschten Ablass ab wie auch das vereinbarte Geld.

Ablassbrief im Namen Leos X. von 1515

https://de.wikipedia.org/wiki/Ablassbrief

Ein Ablass konnte auch in der Form einer Messing- oder Holztafel verkündet werden, die an einer Kirchenmauer oder innerhalb der Kirche angebracht wurde. Die Höhe eines Ablasses wurde oft nicht nur in Jahren und Tagen, angegeben, sondern in Karenen (Quarantäne A.d.A.). Eine solche Karene umfasste dabei den Fastenzeitraum von vierzig Tagen.

Auch Grabmäler dienten als Träger von Ablassschriften. Oder man fertigte verzierte und vergoldete Ablasstruhen an, die für die Aufbewahrung der Ablassurkunden eines Alters dienten. Für diese Sündenerlasse hatte immer Geld in die Kasse des Ablassgebers (Bischof, Kardinal, Geistlicher) zu fliessen.

Ein solcher Ablass wurde auch juristisch fundiert, es wurden kirchenrechtliche und auch notarielle Formalitäten bemüht. Mancherorts wurde die Kirche aktiv und machte für ihren Ablasshandel Werbung, beispielsweise mittels Steintafel an den Kircheneingängen.

Steintafel an der Marienkirche der Hansestadt Rostock 1398 ?

## Tafel 1 (1398?)

1 Octo • serpentes • caudas • (et) more • tenentes /
qui • triplo • fune • iungunt • tria • babbata • lune /
Prime • dando • crucem • girantes • prodere • luce(m) /
gregorii festo • signant • quo • te(m)pore • mesto /
5 Gregori(us) • fregit • templu(m) • geor • hoc•q(ue) • • • relegit /
que(m) • paris • exemplu(m) • vite • virgo • sibi : templu(m) /
es • fer • ut • audita • sint • inse • nostra • petita /
C•onsilio • racionis • dustria • rosa • merendo /
esse • sui • memores • sua • det • brauiu(m) • capiendo /
10 orate • p(ro) • dictatore

## Übersetzung:

*,Acht Schlangen, die ihre Schwänze wie üblich hochhalten, (und) die mit dreifachem Seil drei Hufeisen verbinden, wobei sie dem Neumond ein Kreuz zufügen, bezeichnen umkreisend die Angabe des Tages für das Gregorius-Fest, zu welcher traurigen Zeit Gregorius die Kirche zerbrach/zerstörte und Georg sie wieder herstellte. Welchen du gebierst als Vorbild des Lebens, dem bist du, Jungfrau (Maria), eine Kirche. Sorge, dass unsere Gebete bei ihm erhört sind. Indem wir durch deinen Rat, durch (unseren) Eifer im Gebet, du Rose, es verdienen, seiner eingedenk zu sein, möge er das Seine geben, auf dass wir den (himmlischen) Lohn gewinnen. Betet für den Dichter.'*

Aus: https://rep.adw-goe-de, bitstream, handle, Magin-Ablassinschriften

Da platzte Luther den Kragen, die Ablasspraktiken der lateinischen Kirche missfielen ihm. Nicht, dass er gegen die Kirche war und auch nicht, dass er auf eine Kirchenspaltung hin arbeitete.

Er nahm Feder, Tinte und Boden und verfasste seine Thesen:

### Martin Luther: Die 95 Thesen

*,1. Aus Liebe zur Wahrheit und in dem Bestreben, diese zu ergründen, soll in Wittenberg unter dem Vorsitz des ehrwürdigen Vaters Martin Luther, Magisters der freien Künste und der heiligen Theologie sowie deren ordentlicher Professor daselbst, über die folgenden Sätze* **disputiert** *werden. Deshalb bittet er die, die nicht anwesend sein und mündlich mit uns debattieren können, dieses in Abwesenheit schriftlich zu tun. Im Namen unseres Herrn Jesu Christi, Amen.*

*2. Da unser Herr und Meister Jesus Christus spricht: "Tut Busse" usw. (Matth. 4,17), hat er gewollt, dass das ganze Leben der Gläubigen Busse sein soll.*

*3. Dieses Wort kann nicht von der Busse als Sakrament - d. h. von der Beichte und Genugtuung -, die durch das priesterliche Amt verwaltet wird, verstanden werden.*

4. Es bezieht sich nicht nur auf eine innere Busse, ja eine solche wäre gar keine, wenn sie nicht nach aussen mancherlei Werke zur Abtötung des Fleisches bewirkte.

5. Daher bleibt die Strafe, solange der Hass gegen sich selbst - das ist die wahre Herzensbusse - bestehen bleibt, also bis zum Eingang ins Himmelreich.

6. Der Papst will und kann keine Strafen erlassen, ausser solchen, die er auf Grund seiner eigenen Entscheidung oder der der kirchlichen Satzungen auferlegt hat.

7. Der Papst kann eine Schuld nur dadurch erlassen, dass er sie als von Gott erlassen erklärt und bezeugt, natürlich kann er sie in den ihm vorbehaltenen Fällen erlassen; wollte man das gering achten, bliebe die Schuld ganz und gar bestehen.

8. Gott erlässt überhaupt keinem die Schuld, ohne ihn zugleich demütig in allem dem Priester, seinem Stellvertreter, zu unterwerfen.

9. Die kirchlichen Bestimmungen über die Busse sind nur für die Lebenden verbindlich, den Sterbenden darf demgemäss nichts auferlegt werden.

10. Daher handelt der Heilige Geist, der durch den Papst wirkt, uns gegenüber gut, wenn er in seinen Erlassen immer den Fall des Todes und der höchsten Not ausnimmt.

11. Unwissend und schlecht handeln diejenigen Priester, die den Sterbenden kirchliche Bussen für das Fegefeuer aufsparen.

12. Die Meinung, dass eine kirchliche Bussstrafe in eine Fegefeuerstrafe umgewandelt werden könne, ist ein Unkraut, das offenbar gesät worden ist, während die Bischöfe schliefen.

13. Früher wurden die kirchlichen Bussstrafen nicht nach, sondern vor der Absolution auferlegt, gleichsam als Prüfstein für die Aufrichtigkeit der Reue.

14. Die Sterbenden werden durch den Tod von allem gelöst, und für die kirchlichen Satzungen sind sie schon tot, weil sie von Rechts wegen davon befreit sind.

15. Ist die Haltung eines Sterbenden und die Liebe (Gott gegenüber) unvollkommen, so bringt ihm das notwendig grosse Furcht, und diese ist um so grösser, je geringer jene ist.

16. Diese Furcht und dieser Schrecken genügen für sich allein - um von anderem zu schweigen -, die Pein des Fegefeuers auszumachen; denn sie kommen dem Grauen der Verzweiflung ganz nahe.

17. Es scheinen sich demnach Hölle, Fegefeuer und Himmel in der gleichen Weise zu unterscheiden wie Verzweiflung, annähernde Verzweiflung und Sicherheit.

18. Offenbar haben die Seelen im Fegefeuer die Mehrung der Liebe genauso nötig wie eine Minderung des Grauens.

19. Offenbar ist es auch weder durch Vernunft, noch Schriftgründe erwiesen, dass sie sich ausserhalb des Zustandes befinden, in dem sie Verdienste erwerben können oder in dem die Liebe zunehmen kann.

20. Offenbar ist auch dieses nicht erwiesen, dass sie - wenigstens nicht alle - ihrer Seligkeit sicher und gewiss sind, wenngleich wir ihrer völlig sicher sind.

21. Daher meint der Papst mit dem vollkommenen Erlass aller Strafen nicht einfach den Erlass sämtlicher Strafen, sondern nur derjenigen, die er selbst auferlegt hat.

22. Deshalb irren jene **Ablassprediger**, die sagen, dass durch die **Ablässe** des Papstes der Mensch von jeder Strafe frei und los werde.

23. Vielmehr erlässt er den Seelen im Fegefeuer keine einzige Strafe, die sie nach den kirchlichen Satzungen in diesem Leben hätten abbüssen müssen.

24. Wenn überhaupt irgend wem irgend dein Erlass aller Strafen gewährt werden kann, dann gewiss allein den Vollkommensten, das heisst aber, ganz wenigen.

25. Deswegen wird zwangsläufig ein Grossteil des Volkes durch jenes in Bausch und Bogen und grosssprecherisch gegebene Versprechen des Straferlasses getäuscht.

26. Die gleiche Macht, die der Papst bezüglich des Fegefeuers im Allgemeinen hat, besitzt jeder Bischof und jeder Seelsorger in seinem Bistum bzw. seinem Pfarrbezirk im Besonderen.

27. Der Papst handelt sehr richtig, den Seelen (im Fegefeuer) die Vergebung nicht auf Grund seiner - ihm dafür nicht zur Verfügung stehenden - Schlüsselgewalt, sondern auf dem Wege der Fürbitte zuzuwenden.

28. Menschenlehre verkünden die, die sagen, dass die Seele (aus dem Fegefeuer) emporfliege, sobald das Geld im Kasten klingt.

29. Gewiss, sobald das Geld im Kasten klingt, können Gewinn und Habgier wachsen, aber die Fürbitte der Kirche steht allein auf dem Willen Gottes.

30. Wer weiss denn, ob alle Seelen im Fegefeuer losgekauft werden wollen, wie es beispielsweise beim heiligen Severin und Paschalis nicht der Fall gewesen sein soll.

31. Keiner ist der Echtheit seiner Reue gewiss, viel weniger, ob er völligen Erlass (der Sündenstrafe) erlangt hat.

32. So selten einer in rechter Weise Busse tut, so selten kauft einer in der rechten Weise **Ablass**, nämlich ausserordentlich selten.

*33. Wer glaubt, durch einen **Ablassbrief** seines Heils gewiss sein zu können, wird auf ewig mit seinen Lehrmeistern verdammt werden.*

*34. Nicht genug kann man sich vor denen hüten, die den **Ablass** des Papstes jene unschätzbare Gabe Gottes nennen, durch die der Mensch mit Gott versöhnt werde.*

*35. Jene **Ablassgnaden** beziehen sich nämlich nur auf die von Menschen festgesetzten Strafen der sakramentalen Genugtuung.*

*36. Nicht christlich predigen die, die lehren, dass für die, die Seelen (aus dem Fegefeuer) loskaufen oder Beichtbriefe erwerben, Reue nicht nötig sei.*

*37. Jeder Christ, der wirklich bereut, hat Anspruch auf völligen Erlass von Strafe und Schuld, auch ohne **Ablassbrief**.*

*38. Jeder wahre Christ, sei er lebendig oder tot, hat Anteil an allen Gütern Christi und der Kirche, von Gott ihm auch ohne **Ablassbrief** gegeben.*

*39. Doch dürfen der Erlass und der Anteil (an den genannten Gütern), die der Papst vermittelt, keineswegs gering geachtet werden, weil sie - wie ich schon sagte – die Erklärung der göttlichen Vergebung darstellen.*

*40. Auch den gelehrtesten Theologen dürfte es sehr schwerfallen, vor dem Volk zugleich die Fülle der **Ablässe** und die Aufrichtigkeit der Reue zu rühmen.*

*41. Aufrichtige Reue begehrt und liebt die Strafe. Die Fülle der **Ablässe** aber macht gleichgültig und lehrt sie hassen, wenigstens legt sie das nahe.*

*42. Nur mit Vorsicht darf der apostolische **Ablass gepredigt** werden, damit das Volk nicht fälschlicherweise meint, er sei anderen guten Werken der Liebe vorzuziehen.*

*43. Man soll die Christen lehren: Die Meinung des Papstes ist es nicht, dass der Erwerb von **Ablass** in irgendeiner Weise mit Werken der Barmherzigkeit zu vergleichen sei.*

*44. Man soll den Christen lehren: Dem Armen zu geben oder dem Bedürftigen zu leihen ist besser, als **Ablass** zu kaufen.*

*45. Denn durch ein Werk der Liebe wächst die Liebe und wird der Mensch besser, aber durch **Ablass** wird er nicht besser, sondern nur teilweise von der Strafe befreit.*

*46. Man soll die Christen lehren: Wer einen Bedürftigen sieht, ihn übergeht und statt dessen für den **Ablass** gibt, kauft nicht den **Ablass** des Papstes, sondern handelt sich den Zorn Gottes ein.*

*47. Man soll die Christen lehren: Die, die nicht im Überflussleben, sollen das Lebensnotwendige für ihr Hauswesen behalten und keinesfalls für den **Ablass** verschwenden.*

48. Man soll die Christen lehren: Der Kauf von **Ablass** ist eine freiwillige Angelegenheit, nicht geboten.

49. Man soll die Christen lehren: Der Papst hat bei der Erteilung von **Ablass** ein für ihn dargebrachtes Gebet nötiger und wünscht es deshalb auch mehr als zur Verfügung gestelltes Geld.

50. Man soll die Christen lehren: Der **Ablass** des Papstes ist nützlich, wenn man nicht sein Vertrauen darauf setzt, aber sehr schädlich, falls man darüber die Furcht Gottes fahren lässt.

51. Man soll die Christen lehren: Wenn der Papst die Erpressungsmethoden der **Ablassprediger** wüsste, sähe er lieber die Peterskirche in Asche sinken, als dass sie mit Haut, Fleisch und Knochen seiner Schafe erbaut würde.

52. Man soll die Christen lehren: Der Papst wäre, wie es seine Pflicht ist, bereit - wenn nötig -, die Peterskirche zu verkaufen, um von seinem Gelde einem grossen Teil jener zu geben, denen gewisse **Ablassprediger** das Geld aus der Tasche holen.

53. Auf Grund eines **Ablassbriefes** das Heil zu erwarten ist eitel, auch wenn der (**Ablass**-) Kommissar, ja der Papst selbst ihre Seelen dafür verpfändeten.

54. Die anordnen, dass um der **Ablasspredigt** willen das Wort Gottes in den umliegenden Kirchen völlig zum Schweigen komme, sind Feinde Christi und des Papstes.

55. Dem Wort Gottes geschieht Unrecht, wenn in ein und derselben Predigt auf den **Ablass** die gleiche oder längere Zeit verwendet wird als für jenes.

56. Die Meinung des Papstes ist unbedingt die: Wenn der **Ablass** - als das Geringste - mit einer Glocke, einer Prozession und einem Gottesdienst gefeiert wird, sollte das Evangelium - als das Höchste - mit hundert Glocken, hundert Prozessionen und hundert Gottesdiensten gepredigt werden.

57. Der Schatz der Kirche, aus dem der Papst den **Ablass** austeilt, ist bei dem Volke Christi weder genügend genannt noch bekannt.

58. Offenbar besteht er nicht in zeitlichen Gütern, denn die würden viele von den Predigern nicht so leicht mit vollen Händen austeilen, sondern bloss sammeln.

59. Er besteht aber auch nicht aus den Verdiensten Christi und der Heiligen, weil diese dauernd ohne den Papst Gnade für den inwendigen Menschen sowie Kreuz, Tod und Hölle für den äusseren bewirken.

60. Der heilige Laurentius hat gesagt, dass der Schatz der Kirche ihre Armen seien, aber die Verwendung dieses Begriffes entsprach der Auffassung seiner Zeit.

61. Wohlbegründet sagen wird, dass die Schlüssel der Kirche - die ihr durch das Verdienst Christi geschenkt sind - jenen Schatz darstellen.

62. Selbstverständlich genügt die Gewalt des Papstes allein zum Erlass von Strafen und zur Vergebung in besondern, ihm vorbehaltenen Fällen.

63. Der wahre Schatz der Kirche ist das allerheiligste Evangelium von der Herrlichkeit und Gnade Gottes.

64. Dieser ist zu Recht allgemein verhasst, weil er aus Ersten Letzte macht.

65. Der Schatz des **Ablasses** jedoch ist zu Recht ausserordentlich beliebt, weil er aus Letzten Erste macht.

66. Also ist der Schatz des Evangeliums das Netz, mit dem man einst die Besitzer von Reichtum fing.

67. Der Schatz des **Ablasses** ist das Netz, mit dem man jetzt den Reichtum von Besitzenden fängt.

68. Der **Ablass,** den die **Ablassprediger** lautstark als ausserordentliche Gnaden anpreisen, kann tatsächlich dafür gelten, was das gute Geschäft anbelangt.

69. Doch sind sie, verglichen mit der Gnade Gottes und der Verehrung des Kreuzes, in der Tat ganz geringfügig.

70. Die Bischöfe und Pfarrer sind gehalten, die Kommissare des apostolischen **Ablasses** mit aller Ehrerbietung zuzulassen.

71. Aber noch mehr sind sie gehalten, Augen und Ohren anzustrengen, dass jene nicht anstelle des päpstlichen Auftrags ihre eigenen Fantastereien predigen.

72. Wer gegen die Wahrheit des apostolischen **Ablasses** spricht, der sei verworfen und verflucht.

73. Aber wer gegen die Zügellosigkeit und Frechheit der Worte der **Ablassprediger** auftritt, der sei gesegnet.

74. Wie der Papst zu Recht seinen Bannstrahl gegen diejenigen schleudert, die hinsichtlich des **Ablassgeschäftes** auf mannigfache Weise Betrug ersinnen,

75. So will er viel mehr den Bannstrahl gegen diejenigen schleudern, die unter dem Vorwand des **Ablasses** auf Betrug hinsichtlich der heiligen Liebe und Wahrheit sinnen.

76. Es ist irrsinnig zu meinen, dass der päpstliche ***Ablass*** mächtig genug sei, einen Menschen loszusprechen, auch wenn er - was ja unmöglich ist - der Gottesgebärerin Gewalt angetan hätte.

77. Wir behaupten dagegen, dass der päpstliche **Ablass** auch nicht die geringste lässliche Sünde wegnehmen kann, was deren Schuld betrifft.

78. Wenn es heisst, auch der heilige Petrus könnte, wenn er jetzt Papst wäre, keine grösseren Gnaden austeilen, so ist das eine Lästerung des heiligen Petrus und des Papstes.

79. Wir behaupten dagegen, dass dieser wie jeder beliebige Papst grössere hat, nämlich das Evangelium, "Geisteskräfte und Gaben, gesund zu machen" usw., wie es 1. Kor. 12 heisst.

80. Es ist Gotteslästerung zu sagen, dass das (in den Kirchen) an hervorragender Stelle errichtete (**Ablass**-) Kreuz, das mit dem päpstlichen Wappen versehen ist, dem Kreuz Christi gleichkäme.

81. Bischöfe, Pfarrer und Theologen, die dulden, dass man dem Volk solche Predigt bietet, werden dafür Rechenschaft ablegen müssen.

82. Diese freche **Ablasspredigt** macht es auch gelehrten Männern nicht leicht, das Ansehen des Papstes vor böswilliger Kritik oder sogar vor spitzfindigen Fragen der Laien zu schützen.

83. Zum Beispiel: Warum räumt der Papst nicht das Fegefeuer aus um der heiligsten Liebe und höchsten Not der Seelen willen - als aus einem wirklich triftigen Grund -, da er doch unzählige Seelen loskauft um des unheilvollen Geldes zum Bau einer Kirche willen - als aus einem sehr fadenscheinigen Grund -?

84. Oder: Warum bleiben die Totenmessen sowie Jahrfeiern für die Verstorbenen bestehen, und warum gibt er (der Papst) nicht die Stiftungen, die dafür gemacht worden sind, zurück oder gestattet ihre Rückgabe, wenn es schon ein Unrecht ist, für die Losgekauften zu beten?

85. Oder: Was ist das für eine neue Frömmigkeit vor Gott und dem Papst, dass sie einem Gottlosen und Feinde erlauben, für sein Geld eine fromme und von Gott geliebte Seele loszukaufen; doch um der eigenen Not dieser frommen und geliebten Seele willen erlösen sie diese nicht aus freigeschenkter Liebe?

86. Oder: Warum werden die kirchlichen Busssatzungen, die "tatsächlich und durch Nichtgebrauch" an sich längst abgeschafft und tot sind, doch noch immer durch die Gewährung von **Ablass** mit Geld abgelöst, als wären sie höchst lebendig?

87. Oder: Warum baut der Papst, der heute reicher ist als der reichste Crassus, nicht wenigstens die eine Kirche St. Peter lieber von seinem eigenen Geld als dem der armen Gläubigen?

88. Oder: Was erlässt der Papst oder woran gibt er denen Anteil, die durch vollkommene Reue ein Anrecht haben auf völligen Erlass und völlige Teilhabe?

89. Oder: Was könnte der Kirche Besseres geschehen, als wenn der Papst, wie er es (jetzt) einmal tut, hundertmal am Tage jedem Gläubigen diesen Erlass und diese Teilhabe zukommen liesse?

90. Wieso sucht der Papst durch den **Ablass** das Heil der Seelen mehr als das Geld; warum hebt er früher gewährte Briefe und **Ablässe** jetzt auf, die doch ebenso wirksam sind?

91. *Diese äusserst peinlichen Einwände der Laien nur mit Gewalt zu unterdrücken und nicht durch vernünftige Gegenargumente zu beseitigen heisst, die Kirche und den Papst dem Gelächter der Feinde auszusetzen und die Christenheit unglücklich zu machen.*

92. *Wenn daher der **Ablass** dem Geiste und der Auffassung des Papstes gemäss gepredigt würde, lösten sich diese (Einwände) alle ohne weiteres auf, ja es gäbe sie überhaupt nicht.*

93. *Darum weg mit allen jenen Propheten, die den Christen predigen: "Friede, Friede", und ist doch kein Friede.*

94. *Wohl möge es gehen allen den Propheten, die den Christen predigen: "Kreuz, Kreuz", und ist doch kein Kreuz. Man soll die Christen ermutigen, dass sie ihrem Haupt Christus durch Strafen, Tod und Hölle nachzufolgen trachten*

95. *und dass die lieber darauf trauen, durch viele Trübsale ins Himmelreich einzugehen, als sich in falscher geistlicher Sicherheit zu beruhigen.'*

Quelle: /www.reformation-heute.de

Seine Thesen handelten zentral um das Geschehen des Ablasses, wie man aufgrund der vielen Nennungen innerhalb seiner Thesen entnehmen kann. Ein Ablass ist immer ein Ablass des Geistes, der Seele, der Psyche, schliesslich war es die Sünde, die mit Geld vergeben werden sollte. Die Sünde, so die mittelalterliche Meinung war auch der Grund für die Entgleisung der Seele, resp. für deren Verwirrung, die damals in die Dorenkisten oder an den Kellerpfahl führte. Somit war die Reformation auch eine Zeitenwende nicht nur in der Kunst, Literatur, Religion und im Staat, sondern auch den Wissenschaften und – wenn wir so möchten, auch in der **Psychologie.**

Was für unser Thema (Verrückt) interessant ist, sind die Ausführungen Luthers zu der Seele des Menschen. Immerhin kann man die Seele als den Geist des Menschen, resp. als den Geisteszustand des Menschen betrachten. Man kann sich daher die Frage stellen, wie stark die Geisteskranken, die an ihrer eigenen Seele Leidenden von dem Ablasshandel betroffen waren.

Es müsste bei einem Ablassgeschäft mit einem an der Psyche erkrankten Menschen, dem vielleicht von anderer Seite her Geld zufloss und nach der Bezahlung und nach der Bekundung des Busse-Thuns ein verbriefter Ablass überreicht wurde, dessen Psyche gesund geworden sein. Eigentlich hätte ein jeder Geisteskranke, dessen Sünden einen erkauften Ablass erfuhren, gemäss päpstlichem Ablass gesund werden müssen. Er hätte seiner Sünde, die zur Entgleisung seines Geistes geführt hatten, entledigt sein müssen. Aber dem war nicht so und die Geisteskranken blieben krank und verwirrt.

Martin Luther entwickelte mit seinen 95 Thesen im Grunde genommen eine neue Psychologie, denn damit wandelte er das damalige mittelalterliche **Menschen-**

**verständnis.** Was man bisher über den Geist des Menschen gedacht hatte, erfuhr durch Martin Luther eine (revolutionäre) Umwandlung. **Er propagierte das Selbstverständnis des Individuums.** Er definierte den Umgang der einzelnen Seele mit Gott neu. Eine **neue Seelenpsychologie** wurde geboren. Jeder einzelne Mensch müsse (nach Luther) mit Gott eine eigene Verbindung eingehen können, beispielsweise im Gebet. Dazu benötige er keine priesterliche Vermittlung.

Luthers Auffassung gemäss solle der Mensch (auch der Geisteskranke) in einem persönlichen Rahmen und individuell, durch das Gebet, aber auch durch innere Zwiegespräche mit Gott über Themen wie Vergebung, Sündenerlass etc. und über seine seelische Verfassung resp. Geisteskrankheit reden können.

Da die Bibel damals nur des Lesens fähigen Menschen zur Verfügung stand und in lateinischer Sprache abgefasst war, konnten die wenigsten Menschen auf diese neue lutherische Art (individuell, persönlich) mit Gott in Verbindung treten und benötigten nach wie vor die priesterliche Vermittlung und waren somit der kirchlichen Autorität weiterhin ausgeliefert. Dies galt es zu verändern.

Geisteskranken war somit ein persönlicher und direkter Zugang zu Gott nicht möglich ohne Zutun eines Geistlichen. Und dieser war meist eh der Meinung, dass die sich im Kranken zeigende psychische Abartigkeit Ausdruck seiner getätigten Sünden sei, also Folge einer Hinwendung zu Dämonen und zu Satan selbst, dem er seine Seele verkauft habe oder entstanden sei wegen der Verbindung zu Hexen und deren Magie.

Martin Luther wurde von der Kirche sogleich als Ketzer verschrien und hätte seinen Thesen abschwören sollen (1521). Er weigerte sich dessen aber, wurde dafür durch die Kirche als vogelfrei erklärt, indem er mit der ‚**Reichsacht**‘, auch Reichsbann genannt (Verachtung durch das Reich), belegt wurde. Sie wurde jeweils von einem König oder Kaiser verhängt, nachdem Reichsgerichte und der Kurfürst dazu Anstoss gegeben hatten und war eine Ächtung des Betroffenen (hier Martin Luther) auf dem gesamten Gebiet des Heiligen Römischen Reichs Deutscher Nation.

Auf der Flucht wurde Luther vom Kurfürsten Friedrich dem Weisen entführt und auf dessen Wartburg ‚gefangen gehalten‘, damit aber vor weiterer Verfolgung geschützt und versteckt. Sofort begann er die Bibel aus dem Lateinischen ins Deutsche zu übersetzen. 1522 wurden bereits das Neue Testament und 1534 die Bibel vom Lateinischen ins Deutsche übersetzt. (Luther-Bibel)

**In diesem Sinne war Martin Luther der Begründer und Verteidiger des autonomen Individuums, nach ihm war der Mensch zu einem eigenen Gespräch mit**

Gott in der Lage und gemäss seiner Bibelauslegung der Heiligen Schrift dazu auch im Recht.

Wenn man so will war Luthers humanistisches Credo: **Vom bestrafenden zum liebenden Gott!**

Nur leider war es so, dass sich diese Erkenntnis des Humanismus, resp. diese religiöse Haltung nicht sogleich durchsetzte. Im Grunde lagen noch Jahrhunderte dazwischen, denn zuerst folgten **Gegenreformation, Glaubenskriege** mit tausenden von Toten und eine markante Zunahme von Hexenverbrennungen ab ca 1550 – 1650, in einigen europäischen Ländern auch noch später. Aber die Gedanken Luthers führten im damaligen Europa zu Aufständen (Bauern, Wiedertäufer) und enormen politischen Umwälzungen. Seine neue Psychologie des autonomen Individuums führte an die Grenzen des Staatsverständnisses und rüttelte an dessen inneren Ordnung.

Das Verhältnis der Kirche (des mittelalterlichen Staates) zum Verrückten war damals geprägt vom Versuch der Kirche, die entgleiste Psyche des Irrsinnigen wie eine Art von Seuche zu verstehen und entsprechend zu therapieren. **Die verwirrte Seele der Narren sei der Ausfluss göttlichen Zorns.** Diesen Zorn Gottes luden die Geisteskranken auf sich, weil sie sich einem **sündhaften Leben** hingegeben und durch **Verfehlungen gegenüber Gott**, dem Glauben und der klerikalen Obrigkeit sich selber schuldig gemacht hatten.

Man war der Ansicht diesen Irren und Narren mit Gebeten, mit Spenden und mit Busse tun, beizukommen. Auch der Ablasshandel änderte nichts an ihrer kranken Psyche. Als Therapie der Geistesverwirrten schreckte man in dieser Zeit auch nicht vor schrecklichen, teils öffentlich durchgeführten Auspeitschungen zurück. Diese Auspeitschungen erfolgten zusammen mit dem Busse-Thun.

Die Umwälzungen, die Luther mit seinen Thesen in Gang gesetzt hatte, führten in die Kirchenspaltung, in die Gegenreformation, in viele Scharmützel zwischen den Katholischen Ständen und den neuen Reformiertengebieten und führten schlussendlich in den Dreissigjährigen Krieg, der 1616 begann und erst 1648 in einem allgemein anerkannten Frieden endete. Gleichzeitig endete 1648 auch die Reformationszeit.

Nachdem die Ausführungen über Andreas Vesal(ius) und Leonardo da Vinci, aber auch über Gersdorff von psychiatrischen zu anatomisch-medizinischen Inhalten abgeschweifft sind, nähern wir uns mit Philipp Melanchthon wieder eher unserem psychiatrischen Thema.

Mag sein, dass ein Leonardo da Vinci oder auch ein Vesal bei ihren Leichen-sezierungen auch den **Sitz den Bösen** oder die **Stelle der Unvernunft** oder die Ursache des Verrückt-Seins gesucht hatten, denn sie sezierten vor allem Men-schen mit schweren ‚geistigen' Störungen, wie Schwerverbrecher, psychisch kranke Selbstmörder, sowie Ketzer, lästerhafte Dirnen und allerlei ‚Irre' etc., von denen man annahm, dass sie ‚gestört' und ‚abartig' waren. Allein man fand in ihren Hirnen keine Anhaltspunkte für ihr Sonderdasein. Einzig Leonardo da Vinci verortete den Sitz der Seele schliesslich in den Gehirnventrikeln.

### Philipp Melanchthon

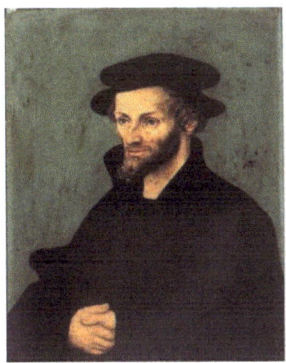

**Philipp Melanchthon**
Bild: Wikipedia.org, Ölgemälde des Lucas Cranach d. Ä.

Bürgerlicher Name: Philipp Schwartzerdt (griech. Melanchthon = schwarze Erde), deutscher Altphilologe, Philosoph, Humanist, lutherischer Theologe, neulateinischer Dichter.

Neben Martin Luther eine treibende Kraft der Reformation in der Zeit zwischen (1517 – 1648).

Geboren: 16. Februar 1497 in Bretten
Gestorben: 19. April. 1560 in Wittenberg

**Aus:** Wikipedia

**Philipp Melanchthon** (1497 - 1560) hiess eigentlich Philipp Schwartzerdt (übersetzt aus dem Griechischen ‚schwarze Erde'), also Melanchthon. Melanchthon war ein gewiefter Weggefährte Martin Luthers. Er war lutherischer Theologe, Philosoph, Lehrbuchautor und neben Luther ein wichtiger **Reformator**, der zu einer treiben-den Kraft der deutschen Kirchenreformation wurde. Er wurde auch „Praeceptor Germaniae", Lehrer Deutschlands genannt.

Im Jahre 1517 las er die 95 Thesen von Martin Luther. Diese, in lateinischer Sprache verfasst, beeindruckten Melanchthon sehr und in der Folge schloss er sich dem reformatorischen Gedankengut an. Er nahm einen Lehrstuhl für griechische Sprache an der Universität von Wittenberg an.

Melanchthon war klein, nur 1 Meter 50 gross, stets von schmächtiger Statur und schwächlicher Gesundheit. Er sprach mit leiser Stimme, war sensibel, zart, verletzbar. Trotz dieser gesundheitlichen Störungen erschien im Jahre 1540 ein interessantes Werk, eine Lehre vom Menschen mit dem Titel (De anima, endgültige Fassung 1553).

Der Titel seines Buches ‚de Anima', übersetzt ‚über die Seele' weist auch darauf hin, dass wir uns wieder eher Seelischem als Medizinischem nähern. Wenn man sich in die Thematik der Seele vertieft und sich fragt, was Seele ist und wie Seele funktioniert, wird man immer wieder auf Körperliches zurückgeführt. Die reine Seele erforschen zu wollen, heisst vielmehr das Leib-Seele-Problem zu studieren (auch Körper-Geist-Problem).

Was ist Leben? Was das Lebendige im Mensch? Wie kommt Leben zustande?

Das Innerste oder Zentralste der Philosophie des Geistes ist das Leib-Seele-Problem. Wie verhält sich der Leib (hier physischer Zustand, Körper, Gehirn) zur Seele (hier mentaler Zustand, Bewusstsein, Psyche, Geist)? Dies ist die zentrale Frage. Einige Forscher, auch jene der Antike, fragten sich, ob die Seele denn überhaupt getrennt sei vom Körper, resp. ob man sich die Seele ohne Körper vorstellen dürfe und ob die Seele als solche auch ohne einen Körper klarkomme.

Sie fragten sich, ob das verschiedene Substanzen seien oder ob die Seele und der Körper schlussendlich eins seien, also eine untrennbare Einheit bilden würden? Sind das Mentale und das Physische letztlich eins? Kommt der Geist klar ohne den Körper? Dirigiert der Geist den Körper? Ist der Körper nur das ‚abhängige' Gehäuse des Geistes? Existiert der Geist (hier auch die Seele) auch ohne körperliches Gehäuse? Schwebt die Seele ansonsten frei im Raum?

Was passiert mit der menschlichen Seele bei dessen (körperlichem) Sterben? Schwebt dann seine Seele von dannen? Ist die Seele nach dem Tod ihrer menschlichen Hülle, die ihr Gastrecht gab zu Lebzeiten, angewiesen auf weitere Körper, um sich in ihnen und durch sie auszudrücken? Schlüpft die freie Seele wieder in Körper hinein, zum Beispiel bei der Geburt eines Menschen? Werden Seelen wieder geboren? Sterben Seelen? Sind sie also ebenfalls sterblich, wie die Körper?

Drückt sich die Seele durch unser Wollen und Handeln aus?

Solche und weitere Fragen stellte sich auch Melanchthon. Nicht, dass er der erste gewesen wäre, der sich über die menschliche Seele vertieft Gedanken machte. Aber er stellte sich, vermutlich im Zeichen der Reformation, wieder mutig diesem Thema und das ist das für unsere Belange Interessante.

Vor Melanchthon äusserten sich bereits mehrere Philosophen und Gelehrte zum Thema der Anima, also der Seele. So besonders Platon resp. Sokrates, dann Aristoteles, später auch Galen, aber auch weniger Bekannte wie Tertullian, Cicero.

Sicherlich war es die Zeit der Reformation, also das Unbehagen vieler Gläubiger in der damaligen katholischen Kirche, kritische Geister auf den Plan rief, welche sich unerschrocken wieder um Themen kümmerte, die zu erwähnen in der damaligen Zeit nicht ungefährlich waren. Die alten Klassiker, wie sie oben aufgelistet sind, wurden zu Melanchthons Zeiten wiederentdeckt und neu gelesen.

Dies war wie eine Hinwegwendung von der offiziellen Kirchenlehre. Schnell wurde man der Gotteslästerung (Blasphemie) oder der Ketzerei (Häresie) bezichtigt oder einer von der offiziellen Kirchenmeinung abweichenden Lehre verdächtigt und damit also der Ketzerei, die in der damaligen Zeit leicht auf dem Scheiterhaufen hätte enden können. Auch Melanchthon war einigen Kirchenoberen ein Häretiker.

Auch Melanchthon drohte die Anklage wegen Blasphemie resp. Häresie und damit die Verbrennung durch die Inquisition.

Mit Gewissheit studierte Melanchthon die Aristotelische Schrift ‚De anima'. Damit begründen beide die ‚Lehre von der Seele' und interessant ist, dass nur rund 20 Jahre nach dem Tod des humanistischen „Praeceptor Germaniae", Lehrer Deutschlands, ein neuer Begriff nachweislich auftauchte: *Psychologia*.

In den Schlüsselbegriffen hielt sich Melanchthon nahe an Aristoteles. So hielt er die Seele für unsterblich, wobei Martin Luther Widerspruch einlegte. Für Melanchthon ist die Lehre von der Seele Teil der allgemeinen Naturlehre und somit eine Wissenschaft von der stofflich-körperlichen Welt. So meinte er zwar, dass der Mensch nicht erkennen könne, was die Seele wirklich sei, aber der Mensch könne die Lebensäusserungen der Seele studieren, sofern sich diese in den Organen des Körpers manifestieren.

Melanchthon unterteilte die Fähigkeiten der Seele einerseits in **vegetative Vermögen** (potentia vegetativa) und diese in ‚sentiens' (Gefühl), ‚appetitiva' (Affekt)' (naturalis, sensitiva, voluntaris im Sinne von: natürlich, empfindlich, willentlich) und andererseits in **motorische Vermögen** (potentia locomotiva: als Bewegung vom Ort). Diese in ‚naturalis', ‚voluntaris' und ‚mixtus' (natürlich, willentlich, gemischt).

Zusätzlich unterschied er die geistigen Fähigkeiten in Verstandesvermögen und Willensvermögen. Verstand und Wille wurden von ihm also getrennt. Dem Leib wurde eine Seele zugesprochen.

Durch die Studien des Melanchthon rückte das Wissen über die Seele wieder näher in **Richtung der griechischen Antike**. Er folgte auch weitgehend den griechischen Texten des spätantiken Arztes Galenos von Pergamon. Dabei wurde die vielfältige Lehre über die griechische Seele Gegenstand seiner Untersuchungen.

Bei einigen griechischen Schriftstellern galt das **Zwerchfell als Sitz der Seele.** Heraklit gemäss stand die Seele dem Leib gegenüber. Empfindungen waren nicht mehr Werke Gottes, sondern entsprangen dem Menschen selbst. Die Seele selbst sah Heraklit als eine Art von Feuer an.

---

**Blasphemie: (Gotteslästerung)**
Bezeichnet das Verhöhnen oder Verfluchen bestimmter Glaubensinhalte einer Religion oder weltanschaulichen Bekenntnisses resp. die Beschimpfung eines Gottes.
**Häresie: (Ketzerei, abweichende Meinung)**
Aussage oder Meinung, die im Widerspruch zu offiziellen kirchlich-religiösen Glaubens-grundsätzen steht. Ein Häretiker ist ein Ketzer. (Ketzer: Ableitung von ‚Katharer')

---

Die Pythagoreer (Anhänger von Pythagoras) ordneten das Empfinden und das Denken dem Gehirn zu, während Aristoteles das Herz als das zentrale Empfin-dungsorgan betrachtete. Für Hippokrates wiederum war das Gehirn das zentrale Organ für alle psychischen und denkerischen Prozesse. Nach Demokrit besitzt der Mensch zwei Seelenteile: ein Teil lokalisierte er im Herzen. Es war ihm gemäss rational. Den anderen Teil verortete Demokrit im Körper, bestehend aus **Atomen.** Dieser Seelenteil denkt nicht und ist sterblich, wie die Herzensseele.

Die Auseinandersetzung mit dem Seelenbegriff der antiken Griechen beschäftig-ten Melanchthon sehr. Er suchte Antworten auf die Fragen, ob Dämonen die Seele besetzen können und ob man auch das Universum als beseelt ansehen kann. War die Seele sterblich oder unsterblich? Entweicht die Seele aus dem Körper beim Tod des Menschen?

Ein Engel holt die entweichende Seele eines Sterbenden. Holzschnitt aus dem frühen 16. Jahrhundert

Melanchthons Hinwendung zu ‚Seelischem' macht ihn speziell interessant auch für psychiatrische Belange. Aber Melanchthons Werk ist noch heute nicht erforscht und harrt weiterer Erkenntnisse. Dies ist schade, denn er bezog sich bei seinen Abhandlungen über die Seele mutig auf die Anatomie resp. auf anatomische Kenntnisse.

So machte er auch Forschungen zur Zeugung. Gemäss Aristoteles verfügte die Frau über keinen eigenen Samen, sondern stellt mit ihrem Menstrualblut lediglich Material für den Fötus bereit. Dies lehnte Melanchthon mit Bezug auf Galen ab. Er behauptete die Zweisamentheorie, nach der sich ein Embryo aus der Verbindung von männlichen und weiblichen Samen entwickle. Er meinte, dass wenn die Gebär-mutter den Samen des Mannes aufgenommen habe, sich dieser mit dem weiblichen Samen verbinde. Der Streit bestand innerhalb der verschiedenen Auffassungen in der Frage, ob die Frau aktiv zur Zeugung der Leibesfrucht beitrage.

Im Zusammenhang mit dem Zeugungsakt und der Herkunft von ,Spiritus', also dem göttlichen Geist, postulierte Melanchthon fünf Fähigkeiten der menschlichen Seele.

Diese fünf Seelenvermögen sind:

- Potentia vegetativa (das vegetative...
- Sentiens (das empfindende...
- Appetitiva (das begehrende Vermögen der Seele)
- Locomotiva (die Fähigkeit der Ortsbewegung...
- Rationalis (sowie das Denkvermögen der Seele)

Überlagert wird diese Gliederung des Seelenvermögens durch die platonsche Dreiteilung der Seele a.) in die denkende Seele entsprechend dem Gehirn, b.) in die leidenschaftliche Seele entsprechend dem Herzen und c.) und in die begehrende Seele mit Entsprechung zur Leber. (siehe Platons Phaidros: Symbol des Seelenwagens)

Melanchthon war sich bewusst, dass im Menschen ein schöpferischer Geist am Werke war, der dem Willen Gottes nahe stand. Er meinte, dass von den beobachtbaren Tätigkeiten der Seele (ihren actiones) sich auf das zugrunde liegende Seelenvermögen rückschliessen lasse. Man könne angesichts des kunstvollen Aufbaus der menschlichen Anatomie die Sorgfalt und der Plan des Schöpfers erkennen. In der Anatomie sähe man die Spuren der Gottheit, die dieser in der Schöpfung des Menschen hinterlassen habe.

Hierin lässt sich überhaupt nichts dagegen reden!

Für die psychiatrische Wissenschaft wäre ein weiterführendes Studium der Schriften Melanchthons sicherlich erspriesslich und würde dem Diskurs der Psychiatrie, was denn Seele sei, wichtige weitere Impulse geben. Denn noch immer weiss die heutige moderne Seelenheilkunde letztendlich nicht, was die Seele wirklich ist. In dem Sinne ist ,Seele' kein psychiatrischer Aspekt und kommt in deren Lehrbüchern nur marginal vor.

Die Begriffe ,Geist' und ,Seele' kommen in Lehrbüchern der Psychiatrie nicht vor. Sie sind zu vage und nicht klar definiert und werden darin gemieden.

Dafür werden beide Begrifflichkeiten in der Esoterik, im religiösen Glauben und im Volksmund weit vereinnahmt, teils in einer erschreckenden ‚Exaktheit' und ‚Klarheit', was oft folgenschwere Zusammenhänge zeitigt. Dies wiederum ist mehr als erstaunlich.

Aber auch ein Melanchthon war nicht ohne Makel, schliesslich war auch er ein Kind seiner Zeit. So befürwortete er beispielsweise die Todesstrafe für die Täufer und zwar wegen Gotteslästerung (Blasphemie), nicht wegen Ketzerei (Häresie).

So verlassen wir mit Melanchthon das Feld von Religion und Esoterik.

## Juan Luis Vives

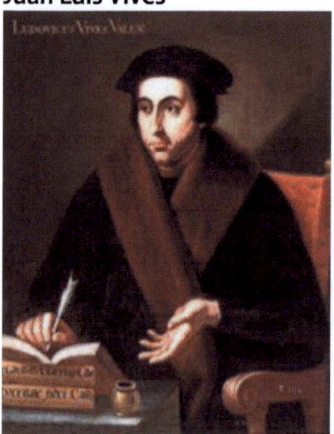

**Juan Luis (Ludovices) Vives**
Bild: Wikipedia.org

**Juan Luis Vives** (valencianisch und katalanisch Joan Lluís Vives, deutsch Johannes Ludwig Vives, lateinisch Joannes Ludovicus Vives) war ein spanischer Humanist, Philosoph und Lehrer. Er studierte an der Universität Sorbonne in Paris, erhielt im Jahre 1516 einen Lehrstuhl an der Uni Leuven.

Seine Eltern waren zwangsgetaufte Juden, der Vater starb auf dem Scheiterhaufen nach einem Urteil der span. Inquisition (Autodafé = span. Glaubensgericht, Vollstreckung des Urteils).

Geboren: 6. März 1492 in Valencia
Gestorben: 6. Mai 1540 in Brügge

Man berief ihn auf den englischen Königshof, wo er die Tochter Heinrichs VIII. unterrichtete, die später zur Königin (Maria I.) gekrönt wurde. Er studierte weiter in Oxford und erhielt dort 1524 die Doktorwürde der Rechtswissenschaften. Bereits 1527 kam es zum Bruch zwischen ihm und König Heinrich VIII und so wurde er des Landes verwiesen. Er kehrte nach Brügge zurück, wo ihn der deutsche Kaiser Karl V. mit einer kleineren Rente unterstützte. In Leuven machte er Bekanntschaft mit dem Humanisten und Gelehrten **Erasmus von Rotterdam**.

Als Berater einer Herzogin verfasste Juan Luis Vives mehrere pädagogische Werke und setzte sich für eine moderne Erziehung und für fortschrittliche Unterrichtsmethoden ein – auch für die Bildung der Frau. Er veröffentlichte Gedanken zur Versorgung der Armen und Irren durch den Staat, was ihn als Humanist auszeichnete. Er kritisierte die geltende kirchliche Armen-, Alten- und Krankenfürsorge und befand, dass eine solche nicht in klerikale, sondern in staatliche Hände gelegt werden sollte. Die Kirche unternahm Vives gemäss zu wenig in dieser Angelegenheit und war eher beflügelt vom Geldeintreiben für allerlei Ablass.

Zu dieser Zeit kannte die katholische Kirche kein Mitleid mit ihren Irren und Verrückten. Für sie waren das Gottlose, Zweifler, Frevler, die sich ihrer Meinung gemäss versündigt und frevelhaft von Gott abgewandt hatten. Sie hatten Sünde zugelassen und empfingen ihre gerechte Strafe, indem sie besessen worden waren von Dämonen und bösen Geistern, die sie freiwillig in ihren Körper und ihren Geist eingelassen hätten. Deshalb habe sich ihre Vernunft verdunkelt und ihr Geist vernebelt. Sündhaftes Tun war also der Grund ihrer Verrücktheit und Besessenheit.

Die Doktrin der katholischen Kirche hiess: **Jede Form von Besessenheit wird mit Exorzismus behandelt!** Viele Irre und Verrückte wurden deshalb als ‚Besessene' auf dem Scheiterhaufen ausgemerzt oder in einem See oder einem Fluss ersäuft! So würden sie ihrer gerechten Strafe zugeführt und niemand brauchte mehr Angst zu haben, dass ihre innewohnenden Dämonen und Teufel auf Unbescholtene und Kirchentreue überspringen konnten. Selbstverständlich wurden sie zuerst von einem kirchlichen Tribunal eingeklagt und zu Geständnissen gefoltert.

Juan Luis Vives zeigte Mitleid mit den psychisch Kranken. Für ihn waren sie keine gottverdammten Gotteslästerer, keine von Dämonen und Teufeln Besessenen, keine häretische Kreaturen, die sich vor Gott und der Kirche abgewandt hatten, sondern sah ihre psychische Erkrankung als behandlungsbedürftig an, als einer humanen Krankenversorgung zu unterstellen.

Psychisch Kranke waren ihm gemäss weder vom Teufel verführt noch von Dämonen besessen. Er wehrte sich dagegen, dass die offizielle Kirche den an einer psychischen Krankheit Leidenden noch mehr Leid zufügte, indem sie diese vor ein Gottestribunal zogen, folterten und einer Gottesprüfung (Folterung zwecks Geständnis mit nachfolgendem Scheiterhaufen, Ersäufen etc.) unterzogen.

Sein pädagogisches Hauptwerk hiess: ‚**de tradendis disciplinis**' und erschien 1531. Es war ein fundamentales, fünfbändiges Werk, welches die Anlagen dazu hatte, den Fortschritt der Wissenschaften einzuleiten. Es ist eine pädagogische Schrift, in der er vehement für ein Sachwissen und für die Erkenntnisse der Naturwissenschaften plädierte. Er verlangte, dass man die Natur für den Menschen nutzbar machen solle.

Vehement wandte er sich gegen veraltete Methoden im Erziehungs- und Lehrwesen und wurde dadurch zu einem gewichtigen Gegner der bisher geltenden, seiner Meinung nach veralteten **Scholastik**. Für ihn waren die alten (theologischen) Scholastiker sog. ‚Stubengelehrte‘, die mittels scholastischer, theoretischer Erwägungen eine (oft theologische) Frage klären wollten.

Man ging dabei von einer sog. Prämisse aus (Voraussetzung, Annahme), untersuchte also eine Behauptung, eruierte nach ihrer Richtigkeit oder Falschheit, suchte nach befürwortenden oder dagegen sprechenden Argumenten. Behauptungen werden darin entweder als richtig oder falsch dargelegt oder begründet. Die Scholastik war zu dieser Zeit die wichtigste und weitum verbreitetste Beweisführungsstrategie, die Juan Luis Vives kritisierte.

Ein anderes wichtiges Werk trug den Titel: ‚**de subventione pauperum**‘, übersetzt etwa: ‚über die Unterstützung/Versorgung der Armen‘. Es erschien im Jahre 1526 und es ist eine frühe Fürsorgetheorie über die städtische Armenpflege. Als Theorie transportiert das Werk ein neues Menschenbild, wie es konträrer zum kirchlich-katholischen Menschenbild nicht hätte sein können. Sein Traktat über die Sozialpolitik erregte weitum Aufsehen, was ein Anlass war für verschiedene Übersetzungen in andere Sprachen.

Selbstverständlich inkludiere ich hier unter dem Begriff der ‚Armen‘ auch die Irren und Verrückten, die naturgemäss und entsprechend ihres Geisteszustandes in aller Regel zu den Armen und Brotlosen zählten. Sie bildeten die unterste Sozialschicht in der Bevölkerung des 16. Jahrhunderts.

Für die Verarmung von breiten Bevölkerungsschichten für diese frühe Neuzeit (Anfang/Mitte des 16. JH.) kamen mehrere Gründe in Betracht. Die Hauptursache war eine für diese Zeit auffällige Preissteigerung für die meisten Güter des alltäglichen Lebensbedarfes (Grundnahrungsmittel). Dies war eine Folge von Veränderungen innerhalb der Landwirtschaft. Das Realeinkommen des normalen Bürgers dieser Zeit sank ständig weiter. Man konnte sich immer weniger leisten und bald führte die Verteuerung der Lebensmittel, aber auch die Verteuerung der Güter des alltäglichen Lebensbedarfes in der Kombination mit der Verarmung der Normalbürger zu verbreitetem Hunger und zur Abwanderung der Landbevölkerung in die Städte. Dort entstanden richtiggehende Slums.

Gleichzeitig erstarkten die Städte und gewannen gegenüber der Kirche mehr Macht und Einfluss. Damit erstarkten auch die städtischen Obrigkeiten, also deren Magistrate und Politiker.

Dies führte zu einer Wegwendung von der Kirche und Zuwendung zu den Städten, die immer mehr Macht und Einfluss auf ihre Bürger erhielten. Die Städte übernahmen vermehrt Verantwortung und Kontrolle über ihre Bürger. Dies führte zu einem Bewusstseinswandel im Umgang mit der herrschenden Bevölkerungsarmut. Man erkannte, dass die bisherige (kirchendoktrinäre) Almosenpraxis nicht mehr zu befriedigen vermochte. Die Caritasideen der Kirche hatten versagt, die Praxis der kirchlichen Almosenvergabe wurde hinterfragt. Im Grunde genommen war das Ganze ein Versagen der Kirche, welche ihren Gläubigen nicht mehr gerecht wurde und diesen gegenüber nie wirklich gerecht werden wollte.

Angesichts des weitverbreiteten Bettelns, der weite Teile der Bevölkerung betreffenden Armut, welchen eine schwelgerische Protzenhaftigkeit der katholischen Kirche gegenüber stand, sahen sich die Städte gezwungen, Reformmassnahmen einzuleiten. Diese Reformmassnahme geschah gleichzeitig mit der Herabsetzung und Minderung der Einflussnahme der Kirche in solche kommunale Angelegenheiten sowie der Erstarkung des Humanismus und der Reformationsbewegung dieser Zeit.

Die Armenfürsorge der Kirche wurde dieser entrissen. Die weitverbreitete Not, an der sicherlich zu einem gewissen Teil auch die Kirche mitverschuldet war, zwang die städtischen Magistrate zum Handeln. In vielen Bereichen mündeten die Reformmassnahmen in Bettenverboten (an gewissen Plätzen und zu gewissen Zeiten) bzw. in einer zunehmenden Regulierung des Bettelns. Man organisierte professionell geführte Spendensammlungen durch und kontrollierte die Unterstützung der verarmten Bevölkerung. Zugleich wurde das Armenwesen neu organisiert, kontrolliert und koordiniert. Die Doktrin des kirchlichen Armenwesens war gebrochen und dieser war es vermutlich recht, dass sich die Kommunen den Armen vermehrt annahmen. Dafür verlor die Kirche an Macht und Einfluss auf ihre Schäfchen.

Das Armenwesen wurde reformiert. Modell stand die **Nürnberger Armenordnung**. Es entstanden Bettelordnungen. Nicht einheimische Bettler wurden teils aus den Städten verjagt, nachdem man ihnen eine ‚Wegzehrung' mitgegeben hatte. Fremden Bettlern wurde ihr Handwerk erschwert, ihnen wurden Strafen angedroht. Einheimische Bettler wurden von Magistraten akribisch erfasst, ihre Verarmung wurde unsucht, ihre Unterstützung wurde geregelt. Man zwang Menschen zur Arbeit, ansonsten erhielten sie keine Unterstützung. Teilweise wurde das Betteln verboten, auch den Reformatoren galt das Betteln als den Christen unwürdig. Caritative Institutionen wurden reformiert. Im Zuge der weiteren Reformation wurden kirchliche Besitztümer durch die Städte enteignet.

Jean Luis Vives Bücher über die Unterstützung der Armen löste einen starken Diskurs aus, eine Diskussion, einen Gedankenaustausch resp. eine Debatte, aber auch einen Meinungsstreit. Ungefährlich war dieses Traktat für Vives also nicht. Immerhin handelte es von neuzeitlichen Fürsorgeprinzipien und darauf aufgebauten sozialpolitische Massnahmen. Vives selbst empfand den Inhalt seines Buches ‚de subventione pauperum' als für seine eigene Existenz bedrohend, hatte er sie für eine gewisse Zeit, diese auch vor Freunden möglichst geheim zu halten. Schliesslich hatte Vives die Inquisition und Zensur am eigenen Körper erlebt. Immerhin hatte die Inquisition das Leben seines Vaters auf dem Scheiterhaufen beenden lassen.

Zudem wusste er, dass ‚gefährliche' Schriften, wie öffentlich gemachte Armenordnungen als häretisch (ketzerisch, verräterisch) angegriffen wurden. Seine Schrift hätte auch als ein solches verstanden werden können und sicherlich fürchtete sich Vives vor einem inquisitorischen Prozess. Aber er hatte Glück und sein Traktat kam nicht auf den ‚Index' der katholischen Kirche, sondern wurde in mehrere Sprachen übersetzt und so weitum verbreitet. (Latein, Niederländisch, Deutsch, Italienisch)

Vives hatte sich zurückgehalten und die Kirche nicht angeklagt. Er war im Grunde genommen auch keine Anhänger der Reformation selbst, die die Kirche zu spalten drohte, sondern plädierte für ein friedliches Miteinander, welches sich friedlich austauschen sollte. Er unterstützte die bisherige katholisch-christliche Gemeinschaft.

In seinem Buch vertrat er die Meinung, dass die Armen die Pflicht (gegenüber der christlichen Gemeinschaft) hätten, ihren Lebensunterhalt durch harte Arbeit sich selbst zu verdienen. Allerdings war er der Meinung, dass die Obrigkeit ihnen die Gelegenheit dazu (auch durch präventive Massnahmen) verschaffen müsste. Er ging in seinen Anschauungen so weit, dass er die Meinung vertrat, dass man den Müssiggang und die Bettelei durch eine strenge und gute Erziehung und durch Zwangsarbeit beseitigen müsse und könne. Er propagierte darin also die Zwangsarbeit, wobei diese zur Existenzsicherung durch eine nichtmonetäre Mindestversorgung führte. Die Existenzsicherung dachte er sich also durch die Vergabe von Naturalien (Nahrungsmittel und Güter des alltäglichen Lebensbedarfes). Die Existenzsicherung erfolgte also nur durch eine Gegenleistung des Armen, auf der Grundlage seiner Arbeit.

In seinem Werk ‚de subventione pauperum' ist nachzulesen: *‚Es sollen also zwei Senatoren mit einem Schreiber alle die Häuser aufsuchen und untersuchen, was für Einkünfte* *sie haben, auch Zahl und Namen derer aufschreiben, die darin unterhalten werden und den Grund ihrer Aufnahme. Das alles sollen sie dann der Bürgerschaft und dem Rat vorlegen. Die Hausarmen sollen ebenfalls in den einzelnen Pfarreien von zwei Ratsherren aufgezeichnet werden, samt ihrem Familienstand, der Art ihrer Not und ihren früheren Lebensverhält-nissen. Die Ursache der Verarmung ist von den Nachbarn leicht zu erfahren, ebenso ihre Lebensart und Sitten. [...] Über alles möge dann an die Regierenden und den Rat berichtet werden.'*

**Darin meinte er weiter, dass Hauslose (Obdachlose), bettelnde Arme** *,vor dem ganzen Senat auf einen Platz oder Hof ihren Namen und den Grund ihres Bettelns angeben; die Kranken vor 2 oder 4 Senatoren in Gegenwart des Arztes unter Angabe von Gewährs-leuten, die über ihr Leben berichten können. Die vom Rat mit diesen Aufgaben betraut werden, müssen zugleich die nötige Polizeigewalt bekommen, damit sie* **die Ungehorsamen ins Gefängnis stecken** *können, worüber dem Rat Mitteilung zu machen wäre.'*

**Darin ist auch geschrieben, dass alte und kranke Arme auf einen Platz in einem Spital hoffen durften. Er mahnte, dass darauf geachtet werde, dass man sich (gemeint ist die Obrigkeit der Stadt) keine Krankheit oder Schwäche vortäuschen lassen solle. Man solle (fachkundige) Ärzte bei der Beurteilung heranziehen und allfällige (Sozialhilfe)-Simulanten bestrafen. Somit wollte Vives ausschliessen, dass ein Bettler sich Leistungen der Städte erschleichen konnte. Dem Müssiggang wurde ein Riegel geschoben. Die noch vorhandene Arbeitskraft wurde eruiert und sollte eingesetzt werden, um den eigenen Lebensunterhalt zu verdienen.**

**Vives schreibt weiter, dass:** *'kein Armer, der nicht zu alt oder zu schwach ist, darf müssig gehen'.* **Er geht auch ein auf Armut, die durch eigene Verschwendungssucht verur-sacht worden war, in dem er meint:** *,Wer in Saus und Braus sein Geld durchgebracht hat, durch Spiel, Unsittlichkeit, Verschwendung, muss zwar auch seinen Unterhalt empfangen, denn niemand darf man Hungers sterben lassen, aber man soll ihm harte Arbeit und karge Nahrung geben, damit andere abgeschreckt werden und sie selbst über ihr früheres Leben Reue fassen damit sie nicht leicht in die gleichen Laster zurückfallen. Dazu hilft auch schlechte Nahrung und harte Arbeit. Man soll sie nicht töten, aber abmerkeln'* **und weiter:** *,Keiner ist so schwach, dass er zu allem unfähig wäre. So wird man durch geeignete Beschäftigung die schlechten Gedanken und Gesinnungen, welche die Müssigkeit mit sich bringt, vertreiben'.* **(Juan Luis Vives ,de subventione pauperum' 1526)**

**Vives ging sozusagen auch auf die sog.** *Working poors* **ein, also auf die Erwerbs-armut, die noch heute ein Thema ist, wenn ein Arbeitsamer weit über 10 Stunden pro Tag arbeitet, aber durch seinen tiefen Lohn nie auf einen grünen Zweig kommt:** *,falls sie* (ein Working poor, A.d.A.) *nach Festlegung der Obrigkeit nicht genug durch ihre Arbeit verdienen, soll man eine Ergänzung zahlen'.*

Die Idee, die Armut zu bekämpfen durch eine Mischung von Zwangsarbeit und Sachleistungen, ist so neu auch wieder nicht, denn bereits Vives hatte sie propagiert. Er verband den Gedanken mit einer umfassenden gesellschaftlichen Kontrolle und schlug vor, dass dafür ausgebildete und bestimmte ‚Zuchtherren' die Lebensweise der Armen kontrollieren sollten, wobei diese – falls sie eines schlechten Verhaltens überführt werden konnten – einer Bestrafung zuzuführen seien.

Dies klingt heute als Überwachungsstaat oder genauer als überwachter Sozialstaat, in dem die Sozialbezüger engmaschig überwacht und kontrolliert werden, wobei sie bei unsachgemässer, verschwenderischer und nicht gesellschaftskonformer Lebensführung sofort via Entzug von Naturalgütern oder Minderung des monetären Zustupfes (Kürzung der Rente) zu bestrafen wären. Gegenüber psychisch Kranken wäre dieser soziale Überwachungsstaat aber eindeutig diskriminierend, repressiv und vor allem stigmatisierend.

Im Jahre 1538 veröffentlichte Vives ein weiteres grosses Werk mit dem Titel ‚De anima et vita libri tres', (vom Seelenleben, A.d.A.) drei Bände, - die auf Aristoteles fussend - Grundzüge einer psychologischen Lehre darstellen. Darin wollte er nicht erforschen, was denn die Seele ist, sondern welche Eigenschaften die Seele hat und wie sie wirkt. Auch hier wird die Stossrichtung klar: Vives wendet sich gegen die Stubengelehrten, wissenschaftstheoretischen Scholastiker.

Zusammenfassend kann man seine Thesen resp. die Grundzüge seiner Ideen wie folgt darstellen:
1. Der Mensch ist ein soziales Wesen. Er kann nicht allein existieren, sondern bedarf der Hilfe anderer. Er selbst muss anderen helfen (Gegenseitigkeit).
2. Dem Menschen angeboren ist ein Naturtrieb zur Arbeit (Beschäftigung) und zur humanen, karitativen Hilfsbereitschaft. Bei faulen und arbeitsscheuen Menschen ist diese natürliche Anlage verschüttet und muss pädagogisch angegangen werden.
3. Armut und Not entsteht durch moralische Verdorbenheit, durch Habgier und durch die Herrschsucht des Menschen.

Daraus folgernd leitet er ab, dass alle Menschen zu arbeiten haben. Die Armen müssen – orientiert am Einzelfall - unterstützt werden. Der Mensch muss zu einem sittlichen Leben erzogen werden. Materielle Unterstützung erfolgt im Einklag mit einer pädagogischen (andragogischen) Förderung und Einflussnahme. Betteln ist als arbeitsscheues, faules und unsittliches Verhalten zu verurteilen. Alle Armen, Alten, Bedürftigen, Kranken (auch Psychischkranke) sind grundsätzlich der Arbeit verpflichtet. Der Staat (die Stadt) hat Arbeitsmöglichkeiten (dem Vermögen des

Menschen angepasst) zu schaffen. Die Arbeitsfähigkeit jedes Menschen mit einer Behinderung ist von einem Arzt zu prüfen.

Junge Menschen haben ein Recht auf das Erlernen eines Berufes, wobei sie durch eine sittliche Erziehung dabei unterstützt werden sollen.

Arbeitsscheue sollten zur Arbeit gezwungen werden und sind karg zu ernähren. Diese Zwangsbehandlung soll weitere Arbeitsverweigerer abschrecken und zu einer freiwilligen Arbeit motivieren.

Im Grunde genommen sind diese Ideen des Juan Luis Vives noch heute hochaktuell. Sie gehen individuell (personalisiert) auf die Bedürfnisse und auf die Ressourcen des Arbeitslosen, des Armen oder Bettlers ein. Es werden nicht planlos Almosen verteilt, sondern es wird Rücksicht genommen auf die Individualität des Einzelnen und auf die jeweiligen persönlichen Umstände des zu Unterstützenden.

Damit entwickelte Vives ein frühes und noch heute modern wirkendes System der Armenpflege (Fürsorgetheorie). Er legte die Armen und Bettler nicht nur in die Hände des barmherzigen Gottes, sondern nahm sie zurück in die menschliche Gemeinschaft.

### Johannes Weyer

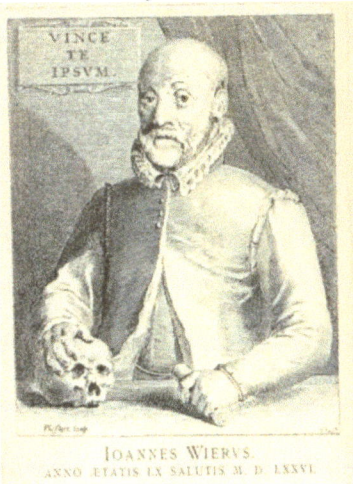

IOANNES WIERVS.
ANNO ÆTATIS IX SALUTIS M. D. LXXVI.

**Johann Weyer, auch Joannes Wierus oder Wier oder auch Joannes Piscinarius (Weiher) genannt**
Bild: http://www.archive.org, Doktor Johann Weyer von Carl Binz, Verlag August Hirschwald, 1896

**Johann Weyer** war ein niederländisch-niederrheinischer Arzt. Er war einer der ersten Bekämpfer (Gegner) der Inquisition (Hexenverfolgung). Er entlarvte eine jugendliche Scheinfasterin.

**Hauptwerk**: ‚de praestigiis daemonum', libri V, Basel 1563 zu deutsch:'von verzeuberungen, verblendungen, auch sonst viel und mancherley gepler des Teuffels unnd seines ganzen Heers', Basel 1565

Geboren: Ende Februar 1515 in Grave, Niederlande
Gestorben: Ende Februar 1588 in Tecklenburg, Deutschland

**Aus: Wikipedia.org**

Sein Hauptwerk hiess: '**De praestigiis daemonum, et incantationibus, ac ueneficijs**', libri V, Authore Ioanne viero, medico, Verlag Johannes Oporinus, Basel 1563. Übersetzt, also ‚in Teutsche sprach gebracht', wurde es von Johann Füglin im Jahre 1565 (MDLXV) mit *'Von der verzeuberungen, verblendungen, auch sonst viel und mancherley gepler (Geplärr, A.d.A.) des Teufels und seines ganzen Heers. Desgleichen von versegnungen und gifftwercken'.*

Weyer nahm sich in diesem Werk einem Thema besonders an: dem Thema der **Hexenverfolgungen** und **Hexenprozesse**. Am Ende des Mittelalters, zu Beginn der frühen Neuzeit begünstigten sowohl Kriege als auch Hungersnöte infolge Lebensmittelknappheiten durch Agrarkrisen, bedingt durch eine in diese Zeit fallende Abkühlung des Klimas (Stichwort: Kleine Eiszeit, 1315), die vermutlich durch stärkere Vulkanaktivitäten begünstigt wurde, sowie auch pandemische Seuchen (wie Pest, Cholera, Ruhr, Pocken, Syphilis) die religiöse Annahme, dass Hexen (meist Frauen, gebietsweise aber auch Männer) in einem **Pakt mit dem Teufel** stehen würden. Sie seien vom Teufel und von Dämonen besessen und mit diesen bösen Geistern einen unheilvollen Pakt eingegangen.

Die Zeiten waren für die einfachen Bürger bereits seit längerer Zeit schwer geworden. Sie litten an Hunger und Kälte, fanden wenig Arbeit, litten unter Kriegen und revolutionären Umständen (sozialen und religiösen Umbrüchen) und wurden schliesslich gegeisselt durch die Pest und bedroht durch den Tod. Die Rinderpest hatte jahrzehntelang um sich gegriffen, Fleisch sowie andere Grundnahrungsmittel waren knapp geworden, Lebensmittelvergiftungen wegen verdorbener Ware waren an der Tagesordnung.

Demografisch war all dies zusammen eine einzige Katastrophe, die Menschen wurden arg dezimiert. Die Kirche musste darauf reagieren, denn die Gläubigen monierten bei ihr diese schrecklichen Zustände und erwarteten von ihr eine plausible Erklärung und erfolgreichen Beistand. Die Kirche ortete als Grund für diese gesellschaftliche Misere – wie könnte es anders sein - das Wirken des Teufels. Er musste die Hand im Spiel haben.

In weiten Teilen der Gesellschaft entstand ein Gemisch von Aberglauben mit darin enthaltend Themen wie: Besessenheit, Magie, Zauberei, Teufelspakt, Hexerei und Schadenszauber, Denunziation, Inquisition, christliche Dämonologie, Hexenbulle von 1484, Hexenhammer, mittelalterliche Rechtsprechung etc. Dies führte zu inquisitorischen Hexenprozessen, die vielerorts von der kirchlichen, aber in noch hefigerem Masse von der weltlichen Obrigkeit einberufen wurden, mancherorts vom Pöbel auch in Form von Lynchjustiz durchgeführt wurde.

Diese Vorbedingungen, neben den magisch-religiösen Vorstellungen der damaligen Menschen, führten zu den Hexenverfolgungen resp. weltlich-religiösen Inquisitionsprozessen.

Diese Hexenprozesse fundierten mit Gewissheit in den religiösen Kirchenlehren, die - nach heutiger Kenntnis - durch **Papst Innozenz III** (1161-1216, Papst von 1198-1216) ihren Grundstein erhielten, nämlich den Grundstein für die Entwicklung des Inquisitionsverfahrens durch die herrschende katholische Kirche. Denn ursprünglich wurde die Inquisition nur angewandt, um innerkirchliche Missstände zu beseitigen. Da sich die Inquisition einst eng auf die Ketzerei (Häresie, Katharer) bezog, wird sie heute auch als **Ketzerinquisition** bezeichnet.

Allerdings berief ein noch früherer Papst das 3. Laterankonzil im Jahre 1179 ein: **Papst Alexander III**. In den Konzilbeschlüssen fand sich nämlich einer, der sich als strenger Erlass gegen Häretiker heraus stellte und der konkret gegen die Katharer (Ableitung: Ketzer) gerichtet war. Diese sollten gemäss Beschluss fortan exkommuniziert werden. Zudem wurden ihnen alle Güter entzogen und ein kirchliches Begräbnis vorenthalten.

Der Kernbereich, resp. das Kernanliegen der Inquisition war also die Bekämpfung der Ketzerei (Häresie). Verfolgt wurden primär ‚von der Katholischen Kirche abweichende' religiöse Meinungen, Aussagen und Vorstellungen, die, oft nur vermeintlich, im Widerspruch zu offiziellen kirchlich-religiösen Glaubensgrundsätzen standen. Zur offiziellen Kirche abweichende Meinungen waren für das herrschende katholische Glaubensgebäude brandgefährlich und mussten ausgemerzt werden.

Da man aber Gedanken und Meinungen schlecht ausrotten konnte – man kann Gedanken schlecht foltern und verbrennen, sondern nur deren Träger, die Menschen – wurden die Besitzer und Verbreiter dieser falschen religiösen Meinungen und Ansichten brutal verfolgt, sprich in Inquisitionsprozessen verhört, gefoltert und zu Geständnissen gezwungen und dann auf dem Scheiterhaufen verbrannt, an Galgen aufgehängt, ersäuft, geköpft, in Gefängnisse gesteckt.

Wobei zu vermerken ist, dass bei weitem nicht alle Überführten getötet wurden. Viele erhielten (bloss) empfindliche Strafen, wurden beispielsweise für einige Zeit in Verliesse gesteckt oder mussten von ihrem ketzerischen Irrglauben mit Abschwörungen und Gelübden abrücken und sich wieder dem ‚richtigen' Glauben zuwenden.

Daraus folgten später dann auch andere inquisitorische Prozessbereiche, die aber als der Häresie (Ketzerei) verwandt betrachtet waren: **Wucher, Magie, Hexerei, Gotteslästerung** (Blasphemie) sowie auch **Sittlichkeits- und Sexualverbrechen.** Auch diese Anschuldigungen standen im Widerspruch zu den offiziellen religiösen Kirchengrundsätzen und wurden in inquisitorischen Prozessen von zivilen Gerichten geahndet und durch Strafen gesühnt.

Die Kirche war der Meinung, dass Hexerei dann entstand, wenn die Hexe (meist Frauen) mit dem Teufel einen Pakt eingegangen war. Und dass hiess in der Vorstellung der damaligen Zeit, dass die **(weibliche) Hexe mit dem Teufel den Geschlechtsverkehr vollzogen** haben musste.

Begonnen hatte die Hexenverfolgung durch die Katholische Kirche und deren Glaubensgebäude also recht früh. Die ersten Verfolgungen kamen bereits in der Zeit um 1250 vor. Der Höhepunkt dieser Welle der inquisitorischen Hexenprozesse lag aber zwischen 1550 – 1650, wobei die Welle danach zwar merklich abflachte, sich aber noch bis ins 18. Jahrhundert behaupten konnte.

Geschichtlich gesehen lag eine grosse Last auf der katholischen Kirche. Allerdings nicht nur: des Inquisitionsprozesses bedienten sich nämlich bald auch weltliche Gerichte, die diese Form der Rechtsprechung als Vorbild in ihre irdisch-säkulare übernahmen. Es entstanden profane Gerichtstribunale zur Verfolgung von Hexen, die sich oft auf das taugliche und bewährte **Instrument des kirchlichen Inquisitionsverfahrens** abstützten, mitsamt des Zulassens von schwerer Folter zur Erlangung von Geständnissen.

**Johann Weyer waren diese Hexenverfolgungen ein Dorn im Auge.** Sein Interesse für Wucher, Magie, Gotteslästerung (Blasphemie) sowie auch für Sittlichkeits- und Sexualverbrechen hielt sich in Grenzen, wenn diese Anschuldigungen nicht im Zusammenhang mit der Anklage der Hexerei standen.

Immerhin lebte er mittendrin in der hohen Zeit der Hexenverfolgung, nämlich zwischen 1515 – 1588. Er erlebte sie also inmitten ihres Höhepunktes, nämlich so ab 1550 bis zu seinem Tod 1588.

Insbesondere lehnte Weyer den **Vorwurf von Besessenheit** ab. Für ihn waren die Verurteilten und Hingerichteten nicht (alle) vom Teufel Besessene, sondern in einem naturwissenschaftlichen Sinne kranke Menschen. Vor allem psychisch kranke Menschen, wie **melancholische Frauen**, mit denen man Mitleid haben sollte. Dieses Mitleid entwickelte er nicht aus der christlichen Lehre, sondern aus einem naturwissenschaftlichen Gesichtspunkt heraus.

Man könnte sagen, dass Weyer einer der ersten war, der zwischen **Besessenheit und psychischer Störung** unterschied. Dies wollte er mit seiner Schrift beweisen. Immerhin: heute warnt auch die katholische Kirche davon, Besessenheit mit einer psychischen Störung zu verwechseln, vermutlich auch im Hinblick auf die von dieser Kirche noch immer praktizierten Teufelsaustreibungen. Was aber andererseits auch heisst, dass diese Kirche Besessenheit noch immer als religiösen Zustand anerkennt.

Die Gleichung „Besessenheit = psychische Störung" ist für sich allein bereits interessant. Noch heute sehen viele moderne Menschen in einer (hartnäckigen) Störung der Psyche zumindest auch ein Element der Besessenheit, im Hinblick auf Krankheiten wie schwierig zu behandelnde Formen der Schizophrenie, Manie aber auch Depression (Melancholie). Krankheiten, die man – wieder besseren Wissens – noch heute nicht ursächlich, sondern nur symptomatisch therapieren kann.

Auch sieht man heute noch vorwiegend in östlichen Kulturen resp. islamisch-asiatischen Ethnien eine Verbindung der kranken Psyche zu einem innewohnenden Dämon (Geisterbesessenheit). In diesen Kulturen herrscht weder eine westliche Medizin vor, noch ein westliches Modell und Verständnis von Krankheit und Medizin. So liegen die Ursachen für eine Krankheit in diesen östlich-asiatischen Kulturkreisen nicht im Stress oder in einer somatischen, (bio)genetischen Veranlagung, sondern in einer anderen, geheimnisvollen geistig-religiösen Kraft (und Macht), man könnte auch sagen in einem Dämonen-, Hexen- oder Geisterglauben (mit Bezug zum Kosmos resp. Universum).

Die Behandlung erfolgt dementsprechend konsequenterweise auch nicht in einer somatischen (westlich orientierten, medizinisch-medikamentösen) Intervention, sondern z. B. in einer ritualisierten Form (Ritualen), in der Anrufung von geistigen, kosmischen, religiösen oder magischen Heilkräften, die in der westlichen Hemisphäre manchmal zu Nahe an der Esoterik oder sonstigen magisch-okkulten Glaubenssystemen oder Glaubensvorstellungen haften. Was nicht in jedem Falle ausschliesst, dass solche Heilvorstellungen und Heilrituale etc. nicht auch positive Heilerfolge erzielen können. Schliesslich wirkt reine Psychotherapie (Heilverfahren mit Einbezug von Gedanken, Gefühlen, Geist, Psyche) erwiesenermassen auch in vielen Fällen und geschieht ohne Medikamente.

Der Hexenglaube ist also ein altes Phänomen. Bereits im Altertum gab es Zeugnisse für einen solchen Hexenglauben und zwar in den verschiedensten Religionen. Bei den ersten christlichen Evangelisten dann trat der Teufel als Widersacher Gottes auf. Im Gefolge dieses alten christlichen Teufelsglaubens (Dualismus), der inzwischen auch altorientalische, jüdisch-christliche, antik-heidnische und auch nordisch-mythologische Begriffe und Vorstellungen zusammengeworfen hatte, brach im Übergang des Spätmittelalters zur frühen Neuzeit dann eine Flut abergläubischer Vorstellungen über Europa herein.

Aber erst im ausgehenden Mittelalter steigerte sich dieser Aberglaube in Europa zu einem eigentlichen Wahn, dem **Hexenwahn**, der unzählige Opfer forderte. Bereits vor dem Jahre 1484 wurden in Europa, etwa in Deutschland, aber auch anderen Ländern, immer wieder einzelne Hexen und Hexenmeister verurteilt und verbrannt. Dann gab **Papst Innocenz VIII** die berüchtigte Bulle (**Hexenbulle von 1484**) heraus: diese Bulle war das Signal für die gnadenloseste Massenverfolgung der europäischen Geschichte, wenn man von den Judenverfolgungen absieht. Darauf hin kam es bald zu einer Flut von Prozessen und Exekutionen, die ihren Höhepunkt zwischen 1550 und 1650 erfuhr. (Beginn der Neuzeit um 1450-1500)

Johann Weyer war dies also ein Dorn im Auge. Denn diese Hexenbulle verlieh den Inquisitoren quasi eine Vollmacht zur Zurechtweisung, Inhaftierung und Bestrafung von verdächtigen Personen, jedoch nicht auch zur Hexenverbrennung.

Insbesondere ermächtigte **Papst Innozenz VIII.**, der mit bürgerlichem Namen Giovanni Battista Cibo (1432 – 1492) hiess und für sein Papsttum den Heilignamen Innozenz wählte, zwei Inquisitoren gegen Zauberei und Hexerei gnadenlos vorzugehen: es handelte sich um die beiden angesehenen Herren **Heinrich Institoris** und **Jacob Sprenger**, beides glühende Inquisitoren. Darin erklärte der Papst den Widerstand für unberechtigt, den die beiden Inquisitoren durch klerikale Kreise wie auch durch Laien erhielten, da solche Verbrecher (Hexen) und Verbrechen (Hexerei) unter die Kompetenz der beiden obig erwähnten Ketzerrichter gehören würden. Sie erhielten dadurch eine päpstliche Autorisierung für ihr etwas ‚zweifelhaftes, anrüchig-finsteres' Amt, welches im Grunde genommen selbst etwas Dämonisches an sich hatte.

Die beiden Inquisitoren Institoris und Sprenger schrieben jenes Standardwerk mit dem Titel ‚**Der Hexenhammer'** (Malleus Maleficarum), von dem noch einiges zu berichten sein wird. Der Erstdruck des Hexenhammers erfolgte im Jahre 1487 und wurde sogleich ein grosser Erfolg. Das ominös-diabolische Werk entstand also zu Beginn der blutigen Epoche der Hexenverfolgungen. Es ist sicherlich eines der verhängnisvollsten Bücher der Weltliteratur. Gegen dieses Standardwerk (das Malleus Maleficarum ,der Hexenhammer') schrieb schliesslich Weyer ein entgegengesetztes Werk mit dem Titel: ,**De praestigiis daemonum**' 1562/63. Aber Weyer war nicht der einzige.

Inhaltlich richtet sich Weyers Werk explizit gegen dieses Standardwerk der Hexenverfolger, den Hexenhammers. Weyer versuchte die Aussagen des Hexenhammers als gottlos und falsch zu überführen. Weyer selbst bestritt zwar nicht die Existenz der Hexerei, aber er unterstellte, dass die betroffenen Menschen Opfer eines Blendwerkes, einer (wahnhaften) Täuschung seien. Er vertrat darin die Meinung, dass das Hexenwerk, insbesondere, dass Schadenszauber wirkungslos sei. Damit versuchte er dem Strafverfahren (Inquisition) durch die Bestreitung des Strafbestandes jegliche Grundlage zu entziehen. Sein Ansatz war also juristischer Natur.

Weyer fuhr gegen dieses verhängnisvolle Werk, welches die Inquisition massiv beförderte, starkes Geschütz auf. Er führte sowohl medizinische, theologische wie auch **juristische Argumente** dagegen auf. Seine Ausführungen schliessen darauf, dass er die angeblichen Tatsachen von **Besessenheit und** dem teils absurden **Hexenzauber als reine Einbildung** betrachtete, Einbildungen sowohl seitens der betroffenen Angeklagten, als auch Einbildungen seitens der anklagenden Behörden und Gerichten, wie auch seitens der Denunzianten, den ,durch die Hexerei Geschädigten' (Schadensbetroffenen) wie auch seitens der Inquisitoren selbst.

Weyer war der festen Überzeugung, dass die ,Hexen' und die der Hexerei Verdächtigten, meist Frauen, an **medizinisch behandelbaren Gemütskrankheiten** leiden würden, beispielsweise an Melancholie oder Epilepsie und daher nicht verfolgt, gefoltert und bestraft werden, sondern **durch einen Arzt behandelt** werden müssten.

Diese Auffassung, dass es sich bei der angeblichen ,**Besessenheit**' der Hexen durch dunkle und diabolische Mächte nicht um solche handeln würde, sondern um **Gemütskrankheiten**, also um Seelisches an und für sich, machte deutlich, dass Weyer den Naturwissenschaften mehr glaubte und zugeneigt war und diese zu Rate ziehen wollte, als er den theologisch-religiösen-klerikalen Meinungen folgte.

Weyer wurde in Armheim mit der Realität der Hexenprozesse konfrontiert und man beauftragte ihn, ein **medizinisches Gutachten für ein Gerichtsverfahren** zu erstellen. Darin ging es um einen Wahrsager, der angeklagt worden war. Auch als **Verteidiger** von der Hexerei verdächtiger Frauen trat er auf. Es gelang ihm öfters durch gutes Geschick und fundiertes Wissen, die Angeklagten vor Verurteilungen zu schonen. Er sprach darin die Meinung aus, dass die Hexenprozesse Unfug seien.

Er kämpfte gegen den Hexenwahn, gegen diesen mittelalterlichen Aberglauben, der längst in einen breit wirkenden Volksglauben übergegangen war, bzw. gegen den Teufelsglauben, der in den Köpfen vieler damals lebenden Menschen spukte. Für ihn waren die angeklagten Hexen oder auch Hexenmeister nicht von Dämonen und Teufeln besessene Menschen. Für ihn waren sie **geisteskranke oder schwachsinnige Patienten**, die medizinisch behandelt und nicht bestraft werden sollten.

Er war auch der Meinung, dass der diesen Hexen zugeschriebene Schadenszauber, der exakt dann, als die angeklagte Hexe zufällig beim Nachbar vorüberging, dessen Milch habe sauer werden lassen, im Grunde genommen wirkungslos sei, sowie dass Schadenszauber generell unwirksam sei. Sein Argument, dass **Schadenszauber unwirksam** sei, zielte darauf ab, innerhalb der Gerichtsverhandlung (dem Strafverfahren des Inquisitionsprozesses) diesem Schadenszauber die Grundlage zu entziehen, in dem damit der Tatbestand bestritten wurde.

Johann Weyers Kampf und vor allem sein Werk ,De Praestigiis Daemonum) führten bald zu einem gewissen Erfolg, weil in bestimmten Regionen jegliche Tortur (Folter) und auch die Todesstrafe (Verbrennung, Ersäufen etc.) verboten wurde und auch die Anzahl der Prozesse sank. Es gelang ihm während den Gerichtsverhandlungen oft überzeugend darzulegen, dass bösartige Beschwörungen niemandem Schaden antun könne und dass die angebliche Hexe ,von der Melancholie' geplagt sei und diese sich ihre Zaubermacht nur eingebildet habe oder einbilden würde.

Die Geständnisse der Hexen, die oft durch massive Folter erzwungen wurden, manchmalaber auch freiwillig erfolgten, sah Weyer also als blosse ,Einbildung' an, als eine **Art von Wahn**, unter dem diese Hexen leiden würden. (Wahn als Einbildung, als Illusion, die immerhin eine machtvolle Wirkung in den Köpfen von Abergläubischen entfalten könne).

Das Einbringen eines Fremdkörpers ins Gehirn (Wahnsinnsstein, Narrenstein) bezog sich auf das Vorhandensein eines Wahns, einer Art von Besessenheit, der chirurgisch durch den Narrensteinschneider wieder zu entfernen sei.

Johann Weyer war mit seiner Deutung des Hexenzaubers als Einbildung und Illusion, sowie mit seiner Meinung, dass es sich um Wahnkranke oder Melancholiker handle, deren Psyche krank, sprich pathologisch seien, zu einem – wenn man so will – **ersten Psychopathologen** geworden. Jedenfalls räumte er auf mit der damaligen Dämonologie, die seit Jahrtausenden in den Köpfen von etlichen Völkern und nicht nur in der christlichen Kirche herumschwirrte, indem er keck behauptete, dass nicht Dämonen und Geister die Krankheit (Besessenheit) verursachen würden. Er postulierte als Krankheitsursache eher die Seele des Menschen, als die päpstlich sanktionierte und propagierte Dämonen- und Geisteslehre.

Wie nicht anders zu erwarten, landete Weyers Werk ‚De praestigiis daemonum' bald auf den **Indices der katholischen Kirche**, was aber eine forcierte und weite Verbreitung nicht zu verhindern vermochte. Weyer legte 1577 auch eine Art von Kurzfassung seines ‚De praestigiis daemonum' nach.

**Indices: (Index Librorum Prohibitorum, ab 1559)**
Das Verzeichnis der verbotenen Bücher wird auch als **Index Romanus** oder römischer Index genannt. Es ist ein Verzeichnis der römischen Inquisition und listet Bücher auf, die zu lesen als **schwere Sünde** galt (gilt). Die letzte Amtsausgabe des Index erfolgte 1948. Erst 1966 wurde der Index (durch das 2. Vatikanisches Konzil) abgeschafft. Es umfasste bis zu 6'000 Bücher.

Bereits Jahrhunderte vor der Einführung des römischen Index wurden von der Kirche viele Bücher verboten und verbrannt, so die Schriften des **Arius**, des **Origenes**, sowie auch die Schriften der **Manichäer**.

Später kamen weitere Werke auf die Liste: **Peter Abaelards** ‚Dreifaltigkeit', der **jüdische** ‚**Talmud**', wie u.a. auch die Schriften des Reformators **Martin Luthers**, der als Reaktion auf das päpstliche Verbot und die Verbrennung seiner Bücher im Gegenzug die päpstliche Bulle ‚Exsurge Domine' vom Juni 1520 öffentlich verbrannte. Auf der Liste fanden sich noch weitere Protestanten wegen des Tatbestandes der ‚Häresie': **Johannes Calvin** und **Ulrich Zwingli**.

Hieraus kann man ableiten, dass die Inquisition der damaligen Zeit in erster Linie ein **Kampf gegen den Protestantismus** sowie gegen die vielen **Ketzer**, sprich **Häretiker** im Allgemeinen war. Protestanten waren auch Ketzer im Sinne der Katholischen Kirche und wurden ebenfalls via Hexerei und Schadenszauber inquisitorisch verhandelt und nach schwerer Folter verurteilt und mitunter - als letztes Mittel - auf vielen Scheiterhaufen verbrannt.

Noch bis zum Jahre 1962 fügte die Katholische Kirche einige brisante Nachträge auf den Index Romanus. Genannt seien hier in Kürze:

- Die Liebesgeschichten des **Honoré de Balzac**
- Sieben Werke von **René Descartes**
- Zwei Werke von **Denis Diderot** (die Encyclopédie)
- Die Liebesgeschichten von **Alexandre Dumas**

- Die Werke von **Heinrich Heine**
- **Immanuel Kant** ,Kritik der reinen Vernunft'
- **Simone de Beauvoir** ,das andere Geschlecht'
- Das Gesamtwerk von **Maurice Maeterlinck**
- Die meisten Werke von **Voltaire.**
- Das Werk von **Victor Hugo** ,Les Miserables' (die Elenden)

Wobei dies zu einem späteren Zeitpunkt doch noch gedruckt und vertrieben und erlaubterweise auch von Katholiken gelesen werden durfte, allerdings nur unter der Bedingung, dass ,Les Miserables' von Victor Hugo im Buchdruck an gewissen Stellen resp. Passagen sog. Fussnoten angebracht werden mussten, die kommentierten, dass diese Passagen und Äusserungen von der offiziellen katholischen Glaubenslehre abwichen.

Auf den Index der Katholischen Kirche fanden auch Bücher faschistischer und nationalsozialistischer Autoren, **nicht jedoch Adolf Hitlers** ,Mein Kampf'. Der durfte von allen Katholiken und Christen weiterhin gerne gelesen werden. Dies mutet verrückt an! (Was beweist, dass nicht nur Menschen ,verrückt' werden können, sondern auch Ideen, Glaubensinhalte, Meinungen, Institutionen, Politiker u.a.)

Immerhin ist hier zu erwähnen dass es weitere Bücher von Weltruf, trotz des **Versuchs nach einer Denunziation**, nicht schafften, auf den Index zu gelangen. Es handelte sich hierbei um die Bücher des:
- **Karl May** ,Winnetou'
- Harriet Beecher Stowe ,**Onkel Toms Hütte'**

Immerhin kann man das Kinderbuch ,Onkel Toms Hütte' als ein Plädoyer zur Abschaffung der Sklaverei betrachten, welches Buch resp. dessen transportieren Inhalt einige Glaubenshüter des Vatikans unbedingt verbieten wollten!

Aufgeführt auf dem Index gab es auch Bücher, die man mit der Genehmigung eines Bischofs trotzdem ungestraft lesen durfte. Darunter fielen auch die Romane Zolas und Hobbes, wie auch die von Flaubert (Madame Bovary) und von Rousseau (Emile) und auch von Voltaire (Candide).

Der Index Romanus kannte **drei Kategorien** von Verboten, die durch die Indexkongregation vorgenommen wurden. In der ersten Kategorie vielen Namen und Werke häretischer Autoren, die man als derart verkommen hielt, dass grundsätzlich kein Buch von ihnen gelesen werden durfte. Martin Luther fiel in diese

Kategorie. Zur Sicherheit wurde er im Index sowohl unter M (Martin) wie auch unter L (Luther), also gleich zweimal aufgeführt. Auch **Melanchthon** wie **Erasmus von Rotterdam** fielen in diese (luthersche) Kategorie.

Die Kategorie II. listete Autoren auf, von denen nur Teile (oder ein Teil) ihres Werkes zu lesen und drucken verboten und damit verdammt waren. Also nur häretische Werke. Darunter viel das Werk selbst ein Papstes, nämlich des armen **Papst Pius II.**
In die Kategorie III fielen Werke, die anonym erschienen und verboten waren.

**Liste von Autoren:**
Ein Liste von Autoren, deren Werke auf dem Index Librorum Prohibitorum standen, findet man unter:
https://de.wikipedia.org/wiki/ **Liste von Autoren, deren Werke auf dem Index Librorum Prohibitorum standen**

Eine wichtige Frage wäre, ob Bücher von Verrückten sowie Bücher von verrückten Rassisten auf den Index Romanus, wenn er denn noch bestünde, aufgenommen werden müssten? Die Frage erübrigt sich, denn der Index Romanus wurde im Jahre 1966 von Papst Paul VI. für **immer und ewig** (bezogen vermutlich nur auf irdische Verhältnisse), also für eine gewisse Zeit, abgeschafft.

Wie wir aus obiger Liste leicht ersehen können, stehen oft Franzosen auf dem Index Romanus. Und wirklich halten sie den Rekord auf dieser Liste verbotener oder durch die katholische Kirche nicht empfohlenen Werken, gefolgt von Italienern, dann mit etwas Abstand von Deutschen, Engländern und Spaniern. Auf diese Liste schafften es hingegen nur wenige Ägypter, Türken und Russen.

Weyer betätigte sich jauch als Arzt und verfasste mehrere medizinische Schriften, unter anderem auch über die Syphilis, die Malaria, die Influenza (Englischer Schweiss) und über Epidemien, insbesondere der Pest. Die Malaria wütete als Krankheit bereits im Mittelalter und zwar auch in weit nördlicheren Regionen, die man sich vorstellen kann. So zum Beispiel auch in Deutschland.

**Mal'aria'** heisst ‚schlechte Luft' und wirklich dachte man damals an die schlechte Luft, die in Sümpfen und Wäldern herrschen müssten und die Menschen ansteckten. Schon kurz nach der ersten Jahrtausendwende starben deutsche Päpste vermutlich an Malaria. Sie wütete also nicht nur in Italien, wo sie bereits römische Legionen angriff und deren Kampfkraft verminderte, sie kam auch in Holland und in Deutschland vor und es kam bereits im Mittelalter zu vereinzelten Epidemien.

Die Malaria wurde auch als Sumpffieber bezeichnet und galt als Infektionskrankheit. Die Ansteckung erfolgte durch eine bestimmte Mückenart, aber man mutmasste damals, sie geschehe wegen schlechten Luftverhältnissen.

Sein Hauptwerk war, wie gesagt, ‚De prastigiis daemonum' (Von den Blendwerken der Dämonen), welches 1563 erstmals erschien. Es wurde sogleich zum Grundlagenwerk für alle Gegner der Hexenprozesse, denn es lieferte vorzügliche Argumente gegen diese Verfolgungen. Sein Werk widersetzte sich scharf dem ‚Hexenhammer'. Schnell waren zahlreiche Auflagen erschienen und sogleich wurde es auch bekämpft von verschiedenen Hexentheoretikern, die es schliesslich schafften, dass es auf den Index gesetzt wurde.

Die Menschen der damaligen Zeit stellten sich die Frage, ob Hexen tatsächlich magische Fähigkeiten haben oder nicht. Die einen befürworteten, die anderen verneinten diese Frage. Teils wurden daher solche ‚Hexen' nicht deswegen verurteilt, weil man ihnen magische Fähigkeiten nachwies, sondern weil man glaubte, dass sie einen Pakt mit dem Teufel eingegangen seien. Und dieser war, so ihr Glauben, nur möglich mittels des Geschlechtsverkehrs mit ihm. Sexualität spielte also eine entscheidende Rolle.

Zur Begründung der Hexenverfolgung suchte man einen Hinweis in der Bibel und wurde schnell fündig. Im Alten Testament findet man eine solche Textstelle, in der es heisst: ‚Die Zauberinnen sollet ihr nicht leben lassen' (Exodus 22,17). Je nach Bibel heisst es auch: ‚Die Hexe sollst du nicht am Leben lassen'. Interessant ist in diesem Zusammenhang auch, dass gleich eine Stelle weiter es in derselben Bibel heisst: ‚Jeder, der mit einem Tier verkehrt, soll mit dem Tod bestraft werden'. (Exodus, 22,18)

Solche Bibelstellen, in denen von Verfolgung, Ausrottung oder Todesstrafe die Rede ist, findet man etliche. Sicherlich waren einige von ihnen bestimmend für die Religion, Kultur und für den herrschenden Volksglauben. Inwieweit Gott selbst (via Visionen von Gläubigen) oder sein Sohn Jesus Christus solche Gebote wirklich ausgesprochen hat, ist äusserst unsicher und eine sture Behauptung weist eher auf einen verwirrten Verstand des Bezeugers hin. Aber mit solchen hatte sich Johann Weyer auseinander zu setzten.

Die nachfolgenden Kostproben aus der Bibel, die auch als **Gebote des Todes** bezeichnet werden können, bezeugen eine nekrophile moralische Gesinnung der einstigen Bibelschreiber. Interessant wäre die Meinung der offiziellen Kirchen zu solchen Bibelstellen, die Tötung und Ausrottung proklamieren. Distanziert sich die

Kirche von solchen Bibelstellen oder distanziert sie sich nicht? Gilt die gesamte Bibel, mit allen Textstellen aus heilig und von Gott diktiert?

| Textstelle | Todesgebot | Betreffnis |
|---|---|---|
| 1. Mose 2,12 | Aber von dem Baum der Erkenntnis des Guten und Bösen sollst du nicht essen; denn an dem Tage, da du von ihm isst, musst du des Todes sterben. | Abkehr und Verteufelung von Erkenntnis, Erleuchtung, Wissen, Naturwissenschaft |
| 1. Mose 17,14 | Wenn aber ein Männlicher nicht beschnitten wird an seiner Vorhaut, wird er ausgerottet. | Körperliche Integrität |
| 2. Mose 12,15 | Wer gesäuertes Brot isst, vom ersten Tag an bis zum siebenten, der soll ausgerottet werden. | Verbot des sauren Brotes (Bier etc.) während des Pesach-Festes |
| 2. Mose 21,12 | Wer einen Menschen schlägt, dass er stirbt, der soll des Todes sterben. | Mord, Tötung eines Menschen |
| 2. Mose 21,14 | Wenn aber jemand an seinem Nächsten frevelt und ihn mit Hinterlist umbringt, so sollst du ihn von meinem Altar wegreissen, dass man ihn töte. | Mord, Hinterlist, Frevel (Gotteslästerung, Sakrileg, Sünde, Untat, Schandtat, Verbrechen) |
| 2. Mose 21,15 2. Mose 21,17 | Wer Vater oder Mutter schlägt, der soll des Todes sterben. (Wer hingegen seine Kinder schlägt, hat nichts zu befürchten) | Ehre der Eltern Züchtigung der Kinder |
| 2. Mose 21,16 | Wer einen Menschen raubt, der soll des Todes sterben. | Menschenraub, Versklavung |
| 3.Mose 20,10 | Wenn jemand die Ehe bricht mit der Frau seines Nächsten, so sollen beide des Todes sterben. | Sexualität, Sittlichkeit |
| 2. Mose (ex)22,17 | Eine Hexe sollst du nicht am Leben lassen. | Tötung von Hexen und Zaubern |
| 2. Mose 31,15 | Wer eine Arbeit tut am Sabbattag, soll des Todes sterben. | Religiöses Arbeitsverbot |
| 3. Mose 20,11 | Wenn jemand mit der Frau seines Vaters Umgang pflegt, so sollen beide des Todes sterben. | Inzucht, Sittlichkeit, Sexualität |
| 3. Mose 7,27 | Jeder der Blut isst, wird ausgerottet werden. | Sittlichkeit, Unreinheit |
| 3. Mose 20,10 | Wenn jemand die Ehe bricht mit der Frau seines Nächsten, so sollen beides des Todes sterben. | Sittlichkeit, Sexualität, Ehebruch |
| 3. Mose 20,11 | Wenn jemand mit der Frau seines Vaters Umgang pflegt, so sollen beide des Todes sterben. | Inzucht, Sittlichkeit, Sexualität |
| 3. Mose 20,12 | Wenn jemand mit seiner Schwiegertochter Umgang pflegt, so sollen beide des Todes sterben. | Sittlichkeit, Inzucht, Sexualität |
| 3. Mose 20,13 | Wenn jemand bei einem Manne liegt wie bei einer Frau, so sollen beide des Todes sterben. | Homosexualität, Bi-Sexualität |
| 3. Mose 20,14 | Wenn jemand eine Frau nimmt und ihre Mutter dazu, (...) man soll ihn mit Feuer verbrennen. | Sexualität, Inzucht, Sittlichkeit |
| 3. Mose 20,15 | Wenn jemand bei einem Tiere liegt, der soll des Todes sterben. | Sodomie, Sittlichkeit, Sexualität, Perversion |
| 3. Mose 20,16 | Wenn eine Frau sich irgendeinem Tier naht, um mit ihm Umgang zu haben, sollst du sie töten. | Sodomie, Sittlichkeit, Sexualität, Perversion |
| 3. Mose 20,17 | Wenn jemand seine Halbschwester nimmt, sie sollen ausgerottet werden. | Inzucht, Sittlichkeit, Sexualität |
| 3. Mose 20,18 | Wenn ein Mann bei einer Frau liegt zur Zeit ihrer Tage, so sollen beide aus ihrem Volk ausgerottet werden. | Hygiene, Sittlichkeit, Sexualität |
| 3. Mose 20,27 | Wenn ein Mann oder eine Frau Geister beschwören oder Zeichen deuten kann, so sollen sie des Todes sterben. | Hexerei, Zauberei, Unglaube, Gotteslästerung, Häresie |
| 3. Mose 24,16 | Wer des Herrn Namen lästert, der soll des Todes sterben. | Blasphemie |
| 4. Mose 35, 16-18 | Wer jemand mit einem Eisen (Stein, Holz) schlägt, dass er stirbt, der ist ein Mörder und soll des Todes sterben. | Mord, Tötung |
| Jer. 26,11 | Dieser Mann ist des Todes schuldig, denn er hat geweissagt gegen die Stadt. | Prophetie, Zauberei, Blasphemie und Häresie |

**Abschliessendes zur Renaissance (Humanismus)**

Für die Situation der Irren und Verrückten und für deren Pflege und Betreuung brachte diese Zeitepoche keine wirklich neuen Zugangswege. Sie bildeten gesellschaftlich nach wie vor die Letzten der Letzten. Die Lage für die Narren war alles andere als eine humane. Sie erlebten zwar Umwälzungen innerhalb der religiösen Gesellschaft (Reformation des Glaubens), eine gewisse Entwicklung der Medizin (Iatrochemie und Iatrophysik), ein weiteres Aufkeimen der exakten Wissenschaften (Mathematik, Astrologie, Geografie), der Kunst (Malerei, Bildhauerei, Architektur) und der Philosophie.

Kopernikus revolutionierte das Weltbild, indem er dem alten das neue heliozentrierte Weltbild entgegen stellte. Erde (Gott) und Mensch waren nicht mehr im Zentrum des Ganzen, sondern die Sonne. Der Buchdruck revolutionierte den Zugang und die Verbreitung des Wissens. Und man erfand auch das Bankwesen (Geldverleih, doppelte Buchhaltung). Dann entdeckte man das Schiesspulver, das die Kriegstechnik revolutionierte und die Politik und Diplomatie erstarken liess. Niccolo Machiavelli entwickelte den neuen Staat und beschrieb die Zustände der Macht und der Mächtigen.

Die Kirche hatte ihre Moralvorstellungen der herrschenden zivilen Ethik angepasst. Päpste, Kardinäle und Bischöfe waren in ihrem Handeln von geldgeilen Kaufleuten (Ablassgeschäfte) nicht zu unterscheiden, so tief war die Kirchenmoral gesunken. Reichtum und Macht bildete die zentrale und beherrschende Rolle der Kleriker. Damit zerstörten sie in weiten Teilen des Volkes den Glauben an (den katholischen) Gott und dümpelten gefährlich Nahe am Rande der Hölle. Trotzdem blieb das Christentum weiterhin ein zentrales Element des Lebens. Luther spaltete dann diese ‚gefallene' Kirche und schrieb eine Bibel in der deutschen Schrift. Das bisherige Bildungsmonopol der Kirche war damit gefallen und nun konnte jeder Gläubige einen eigenen Zugang zum Glauben und zu Gott suchen und finden.

In dieser Zeit entwarf sich der Mensch ein **neues eigenes Selbstverständnis**, welches sich in einem **neuen Menschenbild** niederschlug. Es war eine Rückkehr zu den Quellen und Errungenschaften der Antike und diese Rückkehr wirkte sich aus wie ein Aufbruch, wie ein Antrieb für diesen Zeitabschnitt.

Im Jahre 1453 wurde das ehemalige Byzanz, vorab die Stadt Konstantinopel, das heutige türkische Istanbul, durch die Osmanen erobert. Vor diesem Ansturm von Andersgläubigen, die mit Christen bereits damals nicht gut auskamen und unzimperlich mit einer anderen Glaubensgemeinschaft umgingen, vor dieser Eroberung getrieben flohen viele Gelehrte und sonstige Geistesgrössen nach Italien.

Sie hatten einen intensiven Zugang zu Texten von Denkern und Rednern der Antike und studierten deren Werke. Damit begann die Bewegung der Renaissance und des Humanismus von Italien aus und breitete sich in der Folge über Europa aus. Das mitteleuropäisch Althergebrachte wurde kritisch überdacht und mit einem neuen Verstand überprüft. Ratio war gefragt. Davon profitierte nicht nur die Kunst, die Architektur und das Handwerk, sondern auch die Medizin und die Religion.

Der Humanismus war wie eine zweite Geburt des Menschen. Der Florentiner Kunstkritiker Giorgio Vasari nannte diese Strömung, diese kulturelle Blütezeit ,**Rinascita'**, was soviel bedeutete wie **'Wiedergeburt'**. Renaissance meint denn auch Wiedergeburt, meint den tief greifenden kulturellen Wandel, der diese Zeit erfuhr.

Die Psychischkranken erlebten leider wenig von dieser Wiedergeburt. Im Gegenteil. **Der Arzt wurde ersetzt durch die Inquisitoren.** Es nahte die Zeit der Hexenverbrennungen. Die meisten Überlieferungen dieser Zeit bezüglich der Welt der Geisteskranken findet man daher nicht in medizinischen Büchern, sondern aus den Handbüchern und aus Gerichtsurteilen der Hexenverbrenner, resp. der Inquisitoren.

Das Volk wollte sich der Psychischkranken, der Narren und ,Tumben' entledigen und zwar genau zu dieser Zeit, wo die Städte langsam aufzublühen begannen und der allgemeine Wohlstand sich langsam ausbreitete. Man begann die Narren als unsoziale Bürger anzusehen und entsprechend auszugrenzen, sie zu isolieren, sich ihnen zu entledigen. Es begann zwar zu dieser Zeit auch ein Aufbau eines weiten Netzwerkes von etlichen Stadtkrankenhäusern in Europa, aber diese Spitäler waren eher für die körperlich Kranken offen, als den geistig Kranken dienlich.

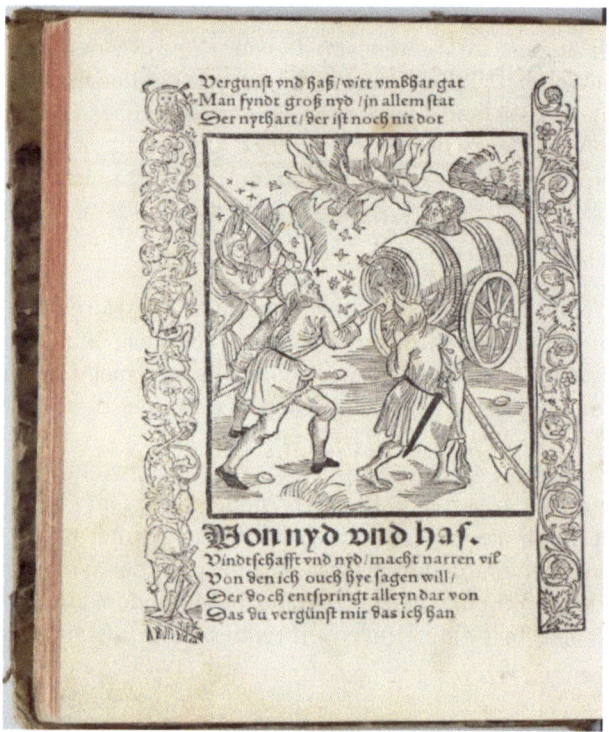

In der 53. Geschichte heisst es: (Übersetzung durch den Autors)

**Von Neid und Hass** *(Von nyd und has)*

*,Feindschaft und Neid macht Narren viel,*
*Von denen ich hier reden will.*
*Der Neid den Ursprung daher nimmt:*
*Du missgönnst das, was mir bestimmt,*
*Und hättest gerne selbst, was mein,*
*Oder magst sonst nicht hold mir sein.*
*Der Neid ist solche Todeswund,*
*Die nimmermehr wird recht gesund;*
*Er hat die Eigenschaft bekommen,*
*Wenn er sich etwas vorgenommen,*
*So hat nicht Ruh er Tag und Nacht,*
*Bis er den Anschlag hat vollbracht.*
*So lieb ist ihm nicht Schlaf noch Freud,*
*Dass er vergass sein Herzeleid;*
*Drum hat er einen bleichen Mund,*

*Ist dürr und mager wie ein Hund,*
*Die Augen rot, und niemand kann*
*Mit vollem Blick er sehen an.*
*Das ward an Saul mit David klar,*
*An Josephs Brüdern offenbar.*
*Neid lacht nur, wenn versinkt das Schiff,*
*Das er gesteuert selbst ans Riff;*
*Und nagt und beisst der Neid recht sehr,*
*Frisst er nur sich und sonst nichts mehr,*
*Wie Ätna sich verzehrt allein:*
*Drum ward Aglaurus auch zum Stein.*
*Welch Gift trägt in sich Neid und Hass,*
*An Brüdern spürt man besser das;*
*Das zeigen Kain und Esau, nicht minder*
*Thyest, Eteokles, Jakobs Kinder;*
*Die waren von grösserm Neid entbrannt,*
*Als wenn sie nicht sich Brüder genannt:*
*Entzündet sich verwandt Geblüt,*
*Dann es viel mehr als fremdes glüht.*

Für die Narren begann eine schwierige Zeit. Sie wurden aus den Städten verwiesen, weil ihr Bild die Stadtleiten störte und man Angst hatte vor ihnen und der Meinung war, sie hätten sich mit dem Teufel verbündet. Man sperrte sie daher in Verliesse, schob sie in die Stadttürme ab, schloss sie in Zellen von Narrenhäusern (Dorenkisten) ein. Einige wurden ausgesetzt, weil man sich von einer Ansteckung fürchtete, andere über Seen und Meere ausgeschifft.

Mit der Verschiffung mittels **Narrenschiffen** in weite Länder wollte man verhindern, dass sich die Narren weiterhin vor den Städten herumtrieben und das intakte Stadtbild der aufstrebenden Kommune störten.

Das Buch wurde vor dem Beginn der Reformationszeit gedruckt. Es handelte sich um eine Moralsatire, entwarf und beschrieb eine Typologie von über 100 Narren, welche auf einem Narrenschiff Kurs nehmen auf das Land Narragonien, einem fiktiven Land, um während der Fahrt dorthin ihre Laster und Eigenheiten zu schildern, mit dem man den Narren quasi den Spiegel vorhielt.

Manche Narren und Tore wurden öffentlich mit Ruten ausgepeitscht, andere in drehbaren Kisten hinter Gitterstäben zur Schau gestellt, damit man sich an ihnen belustigen konnte. Dort wurden sie mit Urin und Kot, Hühnermist und faulen Eiern beworfen, man überschüttete sie mit Hühner- und Gänsefedern, mit Strassendreck (Schweinekot), Staub und Blättern.

1648 endete die Reformationszeit. Gleichzeitig endete der Dreissigjährige Krieg, der Europa in Mitleidenschaft gezogen hatte. Er brachte entsetzliches Leid, wie noch kein anderer europäischer Krieg zuvor. Es dauerte Jahre, bis die Friedensverhandlungen zwischen den zahlreichen europäischen Ländern (Frankreich, Spanien, Dänemark, Norwegen, Schweden, Deutschland, Holland, aber auch Polen und Litauen, England und Schottland) endlich im Friedensvertrag von Münster endeten und die Kriege, Feldzüge und Eroberungen, Verwüstungen und Brandschatzungen aufhörten. Der Westfälische Frieden war damit Tatsache.

Aber die Reformation spaltete die Katholische Kirche endgültig. Was als kirchliche Erneuerungsbewegung begann, endete in einer europäischen Spaltung vieler Konfessionen (katholisch, lutherisch, reformiert),

Als Schlusspunkt dieses Kapitels sei ein weiteres Buch zur Lektüre empfohlen. Es wurde verfasst vom berühmten Gelehrten **Erasmus von Rotterdam** – und heisst: **Lob der Torheit, 1511.**

Erasmus von Rotterdam, wir erinnern uns, wurde seinerzeit von Paracelsus behandelt: wegen Syphilis (1536).

Auch dieses Buch ist als eine scharfzüngige Satire verfasst, indem eine Narrenfigur an den Katheder (ans Pult) tritt und zwar in der Person einer Frau mit dem Namen Stultitia (personifizierte Torheit), die Herrscherin der Welt, um mit grosser Ironie und mit Hintersinn, um in einer rhetorisch brillanten Rede die Vorzüge zu preisen und aufzuzeigen, die die Narrheit inne hat. Beschrieben wird das alltägliche menschliche Treiben inmitten eines aus den Rudern geratenen irdischen Daseins. Das Narrentum wird dargestellt, als dasjenige, was letztlich die Welt im Innersten zusammen hält.

Erasmus ist froh, dem lasterhaften Treiben, dem Sündenpfuhl der Stadt entflohen zu sein, aber nicht nur der Stadt, sondern auch dem unreligiösen, sprich orgiastischen Treiben der Päpste und Kardinäle, der Feldherren und Militärs, die es mit Kurtisanen treiben oder sich ergötzen an Feldzügen und blutgetränkten Schlachtfeldern. Er macht sich lustig über Korruption und Ausschweifung am päpstlichen Hof und überhaupt über die Unmoral von Klerus und Kurie.

Gemäss Erasmus reagieren Narren die Welt, nicht nur damals, auch noch heute. Und angesichts so mancher heutiger Politiker und Kleriker könnte man dies glatt unterschreiben. Erasmus ist sich dessen klar geworden und flieht nach England zu seinem Freunde **Thomas Morus.**

Auf der Reise beginnt er mit seinen Aufzeichnungen, bringt sie innert weniger Tage auf Papier. Er schreibt über Eitelkeit und Aberglauben, über Faulheit und Dummheit, über Gedankenlosigkeit und Genusssucht. Im Fokus ist ihm Wichtigtuerei, Dummschwätzerei und Kleinkariertheit der Mächtigen, aber auch der Narren, die sich damit letztlich zu Menschen machen, mit allen ihren Schwächen und Lastern, Irrungen und Wirrungen. Er macht sich lustig über die Unzulänglichkeiten der Menschen, über Bischöfe, Kardinäle, Päpste und Kriegsfürsten. Alles ist menschlich, aberwitzig, narrig. Die Welt ist aus den Angeln gehoben, dreht sich verkehrt, aber immerhin sie dreht sich. Getröstet sind die, die sich diese Welt auch heute so denken!

Erasmus ist sich sicher, dass der Narr (die Figur des Narren) die Welt am Laufen hält. Er macht den Kunstgriff, dass er die Torheit des Narren sich selbst dozieren lässt, was ein Wechselspiel ermöglicht zwischen Scherz und Ernsthaftigkeit. Es stellt sich die Frage, wer spricht denn nun, die Torheit oder der ernsthafte Humanist? Er sucht die Trennlinie zwischen eingebildeter Weisheit, die im Grunde genommen nichts anderes ist als Narrheit und Torheit und der eigentlichen Torheit oder Dummheit, die auch heilsam und wahrhaftig sein könnte.

Spott ernten nicht die wirklichen ‚Narren', die echten ‚Doren' und tatsächlich ‚Unvernünftigen', sondern die Kirche und der Klerus, wie auch die Kriegsfürsten und macht nicht halt vor Institoris (Kramer), dem Autor des Hexenhammers. Er dreht alles um und lobt die wirkliche Torheit, in dem er meint, nur die Dummen und Sorglosen, die sich keine Gedanken machen, sind imstande, das Leben unbeschwert und in seinen Herrlichkeiten zu geniessen.

Erasmus charakterisiert den Törichten als ‚aufsässig', ‚frech', ‚unbelehrbar', ‚unvernünftig', ‚aggressiv', ‚unreif' und ‚naiv'. Nach ihm handelt ein Narr aus einer Beschränktheit heraus. Somit ist er das Gegenteil von Schlauheit und Klugheit.

Erasmus von Rotterdam, 1466-1536
‚Lob der Torheit'

Annex:

# Kleine Geschichte der Epilepsie

## Morbus Sacer oder die heilige Krankheit (Epilepsie)

Ein Streifzug durch die Geschichte anhand der Epilepsie reiht nicht nur die vielen Namen auf, die dieses spezielle neurologische Anfallsleiden innerhalb der Zeitepochen erhielten, sondern auch die verschiedenen Auffassungen über ihre Ursachen: einmal wirkten übernatürliche Kräfte, göttliche und spirituelle Wesen oder böse Dämonen im Hintergrund, selbst verschuldet wegen sündhaftem Verhalten, dann wieder wurde die Epilepsie aufgefasst als neurologische, naturnahe Erkrankung. Einmal war die Konzeption eine magische, dann wieder eine eher wissenschaftliche.

Die Geschichte der Epilepsie ist 4000 Jahre alt, jedenfalls lässt sie sich bis tief in die Geschichte zurückverfolgen. Sie betraf nicht nur den Medizinbereich. Sie bewirkte eine grosse Aufmerksamkeit, welche nicht nur in die Gesetze gelangte, sondern auch in die Politik, in die Wirtschaft und nicht zuletzt auch in die Religion.

Epilepsie kam in der Menschheitsgeschichte häufig vor und zeigte sich oft, wobei ein epileptischer Krampfanfall in der Öffentlichkeit eine grosse Aufmerksamkeit auf sich zog, wobei Ängste und Spekulationen zur Herkunft im Mittelpunkt standen. (Prävalenz: 0.5 – 1 %)

Ein solcher in der Öffentlich zur Schau gestellter schwerer epileptischer Anfall zeigten sich bei den Menschen, die das Anfallsgeschehen beobachten konnten, meistens starke emotionale Reaktionen: Schreck, Sorge, Angst, Ekel, Abscheu und Mitleid, um nur einige Reaktionen zu beschreiben. Die Theatralik des Anfallsgeschehens jedenfalls lösten sowohl irrationale als auch rationale Verhaltensweisen und Spekulationen aus, die weitreichende Konsequenzen für die Stellung der Kranken innerhalb der Gemeinschaft und Gesellschaft hatten.

Viele Beobachter des Anfallsgeschehens diskutierten untereinander eine fremde und unsichtbare Macht, die den Anfallskranken auf den Boden warf und verkrampfte und schüttelte.

Zur Frage der stationären Einrichtung kann gesagt werden, dass es eigentlich bis ins 19. Jahrhundert keine spezialisierten Einrichtungen für epilepsiekranke Menschen gab. Man verbrachte schwere Epileptiker, die man in der eigenen Familie nicht mehr betreuen konnte oder wollte in früheren Zeiten in die Gefängnisse, in ehemalige Leprosorien oder in Dorenkisten etc.

Eine sehr frühe ‚Heilanstalt für Epileptische' wurde in Deutschland in Görlitz (1855) von einem Arzt H. A. Reimer eröffnet. 1862 wurde bei Tettnang am Bodensee dann die ‚Heil- und Bewahranstalt für Epileptische auf der Pfingstweide gegründet und war ebenfalls eine frühe spezialisierte Einrichtung. 1867 gründete man in Bielefeld ein Pflegeheim für epileptische Knaben, das spätere Epilepsie-Zentrum ‚Bethel'. Im Jahre 1892 weihte man in Kork bei Kehl die ‚Heil- und Pflegeanstalt für epileptische Kinder' ein. Dies nur eine kurze Übersicht.

Zum **Epilepsie-Zentrum ‚Bethel'** soll kurz eine Anmerkung angebracht werden, die das Problem der Gründergeneration dieser Anstalten aufzeigt. Der Gründervater dieses frühen Zentrums, Friedrich Christian Carl von Bodelschwingh, ein evangelischer Pastor und Theologe, nachdem die Bodelschwinghschen Stiftungen Bethel in Bielefeld benannt wurden, verstrickte sich in einer **Broschüre für Epilepsiekranke** in eine eigenartige Interpretation bei der Beantwortung der Frage, wie man als Christ diese Krankheit zu interpretieren und wie man mir ihr umzugehen habe.

Obschon diese Broschüre nicht als ärztliche Abhandlung über die Fallsucht gedacht war, sondern diese Frage vielmehr nur im Lichte des Wortes Gottes beantwortet haben wollte, sprach Bodelschwingh darin von einer ‚dämonischen Antastung des Leibes' resp. die ‚dämonischen Anfechtungen der Seele', die auf Grund der heiligen Schrift eindeutig fest stünden. Diese theologische Interpretation lag naturgemäss den Ärzten dieser Zeit unbequem im Geiste, obwohl Bodelschwingh in der Broschüre auch warnte, die Epilepsie nicht in allen Fällen auf eine direkte Einwirkung des Satans zurückzuführen.

Bodelschwingh liess darin offen, ob der Satan nicht doch in einigen Fällen seine bösen Kräfte im Spiel habe. Trotz Protesten aus der ärztlichen Seite, liess er diese Möglichkeit offen und blieb unzweideutig. Die Frage, ob es bei Epileptikern eine Antastung satanischer oder dämonischer Art gab oder nicht, beantwortete er damit nie eindeutig.

Theologisch indoktrinierte Gründerväter von Epilepsiezentren waren  auf Grund ihrer Bibeltreue und ihrer Gottes- und Glaubensnähe nicht die dafür geeignetsten. Und trotzdem gebühren ihnen grosse Verdienste um die institutionelle, ärztliche und pflegerische Versorgung dieser Patientengruppe, die über Jahrtausende misshandelt, sozial ausgegrenzt und auf Scheiterhaufen verbrannt wurden.

In Frankreich erfolgte die Spezialisierung sogar noch früher. Im ehemaligen Salpeter-Depot in einer Pulverfabrik in Paris wurde ein Spital eingerichtet. Es trug den Namen ‚Hôpital de la Salpêtrière'. (Siehe Band 6). Dort erhielten Psychisch-kranke wie auch Epilepsiekranke eine erste einigermassen sachgerechte Behandlung und auch Pflege. Sowohl die Salpêtrière wie auch das Hôpital Bicêtre (Psychiatrie für Männer) entwickelten sich beide zu angesehenen medizinischen Zentren.

Berühmte Namen werden in Verbindung mit der Epilepsie gebracht. Die einen litten ein Leben lang unter grossen Anfällen, die anderen waren vielleicht nur ein einziges Mal von der Krankheit heimgesucht worden und blieben dann für immer anfallsfrei.

- Herkules (Gott Herakles)
- Saul, König von Israel
- Sokrates, griechischer Philosoph
- Alexander der Grosse, mazedonischer König
- Julius Caesar, römischer Staatsmann und Feldherr
- Paulus, Apostel Jesu
- Johanna von Orleans, französische Nationalheldin
- Karl V., habsburgischer Kaiser
- Kardinal Richelieu, französischer Staatsmann
- Wladimir Iljitsch Lenin, russischer Revolutionär
- Napoleon, französischer Feldherr und Kaiser
- Moliere, Schriftsteller
- Flaubert, Schriftsteller
- Dostojewski, russischer Dichter
- Vincent van Gogh, niederländischer Maler
- Alfred Nobel, schwedischer Chemiker

**Paläolithikum**
In der Steinzeit bohrte man Epilepsiekranken ein Loch in den Schädel. Man dachte sich die Ursache der Anfälle in einem Befall seines Verstandes resp. Geistes von Geistern und Dämonen, die sich im Innern des Kopfes eingenistet hätten und von dort ihr Unwesen trieben.

Es gab zwei Möglichkeiten der Heilung: die Austreibung oder die Trepanation. Damals kannte man noch ein sehr naturnahes, einfaches und wenn man so will, ein dämonologisch-religiöses Medizinkonzept. Äusserlich erkannte man keine erkennbaren Ursachen für die auftretenden, unerklärlichen Anfälle. Man vermutete, dass das auf die Mitmenschen schrecklich wirkende Anfallsgeschehen durch übernatürliche Wesen, Dämonen und Geister ausgelöst würde. Man war überzeugt davon, dass man sich schützen konnte vor solchem Ungemach, indem man sich an die geltenden naturreligiösen Gesetze und gesellschaftlichen Regeln hielt.

Der von Anfällen gezeichnete Mensch galt als von einem Dämon oder bösen Geist besessen und somit als unrein. Man fürchtete von ihm angesteckt zu werden. Epilepsie erschien den Menschen des Neolithikums als Ausdruck des **Götterzorns**, die den ‚Schutzgeist' vom Sünder abgezogen hatten und ihn wegen Ungehorsams oder wegen Zuwiderhandlungen gegen das Göttliche oder auch gegen gewisse Menschenregeln auf diese schreckliche Weise bestraften.

Hilfe bot sich in einer Art ritueller **Austreibung** (Exorzismus) dieses bösen Geistes durch einen kundigen Schamanen oder Hohepriester. Gesund wurde der Epilepsiekranke erst, wenn die Austreibung gelang: heilte die Epilepsie, war der Exorzismus erfolgreich.

Half die Austreibung durch einen Priester oder Schamanen jedoch nicht und die heftigen Anfälle imponierten weiter, griff man als letzte Lösung des Problems zur **Trepanation**. Es wurde gebohrt, geschabt, geschnitten oder inzisiert (eingeschnitten). Denn nach der Öffnung des Schädels vermochte sich der böse Dämon besser aus dem Schädelloch befreien. Auch eine erneute Austreibung versprach erfolgreicher zu verlaufen, konnte der Geist/Dämon nun ungehindert aus dem Menschen fliehen.

Allerdings ist es auch heute noch nicht ganz klar, weshalb wirklich trepaniert wurde. Manche behaupten, es handle sich bei den Trepanationen eher um einen Weiheritus. Quasi um einen festlichen Brauch, um ein rituelles und religiös gefärbtes Zeremoniell (Ritual) in Form von Worten, Gesten und Handlungen, um die Götter zu beschwichtigen. Womöglich also eine Huldigung der Götter.

**Alte Kulturen: Mesopotamien, Ägypten, Alt-Indien und China**
**Mesopotamien**
Bereits in dieser Frühzeit also wurden psychiatrisch-neurologische Störungen angesehen entweder als Wirkungen von übernatürlichen Kräften, als Besetztheit (Besessenheit) von göttlichen Wesen oder bösen Geistern. Dann war der Behandlungsansatz ein spirituell-religiöser.

Wurden die psychiatrisch-neurologischen Störungen jedoch angesehen als Folgen sog. körperlicher, also natürlicher oder naturbedingter Ursachen, dann war auch der Behandlungsansatz ein natürlicher und erfolgte mit Mitteln aus resp. von der Natur.

Fortan schwankte man immer wieder zwischen diesen beiden Polen. Es entstand die Dualität zwischen einer magisch/dämonisch/spirituellen und einer naturwissenschaftlichen Konzeption. Die Grundanschauung schwankte auch in späteren Jahrhunderten immer zwischen diesen beiden Möglichkeiten.

Wie in Band 1 dieser Buchreihe bereits beschrieben, erliess König Hammurabi von Babylon (1728-1686 v. Chr.) verschiedene Gesetzestexte (im "Kodex Hammurabi, auch Hammurapi") sowie Rechtsvorschriften für Ärzte. Im mit noch anderen Vorschriften eingehauenen Dioritblock (heute im Louvre) finden sich Hinweise auf bekannte Krankheiten, u. a. auch auf Epilepsie. In fünftletzten Paragrafen 278 heisst es, dass ein Sklave, den vor Ablauf eines Monats (nach dessen käuflichen Erwerb) die "bennu-Krankheit" (bênu-Krankheit) befällt, zurückgegeben werden kann. Er war wegen seinen Anfällen in den Augen der Herrscher das Silber nicht Wert, das man für ihn zahlte. Die **"bennu-Krankheit"**, so wird heute vermutet, war wahrscheinlich eine Bezeichnung für Epilepsie oder Fallsucht. Der Begriff ‚bênu' bedeutet ‚stürzen oder fallen'.

Geschildert wird zur damaligen Zeit auch ein **Grand Mal**. Diese Schilderung lässt an Genauigkeit nichts übrig lässt. Die Krankheit hiess damals ‚antašubu'. Man dachte, dass hier ein Mondgott wirke. Im Kodex Hammurabi finden sich auch **Vorschriften zur Eheschliessung mit Anfallskranken**, eine frühe Eugenik. Zudem wird auch eine Bewertung von Zeugenaussagen von Epilepsiekranken vorgenommen, eine frühe Form forensischer Psychiatrie.

In Mesopotamien wurde die Epilepsie bereits zur damaligen Zeit als eine Strafe Gottes beschrieben, den man durch Opfergaben zu beruhigen suchte. Die Behandlung erfolgte sowohl durch einen Arzt (Asum) als auch durch einen Beschwörer (Wasipum).

### Ägypten
Auf Papyrusrollen finden sich im Alten Ägypten bereits 1650 v. Chr. Hinweise auf diese Krankheitsform. Die Epilepsie hiess ‚nsjt oder nesejet'. Gemeint war eine tödlich verlaufende, möglicherweise von Dämonen verursachte Krankheit. Die beschriebene Symptomatik beschreibt einen epileptischen Anfall. Weiter gibt es auch Aufschriften auf Tempelsäulen. Aus ägyptischer Sicht von damals trat die

Epilepsie durch die Augen in den Körper und bestenfalls durch den Nabel wieder heraus.

Als ein Beispiel für diese These sei hier der altägyptische Epilepsiename **"nesejet"** angeführt und erläutert:

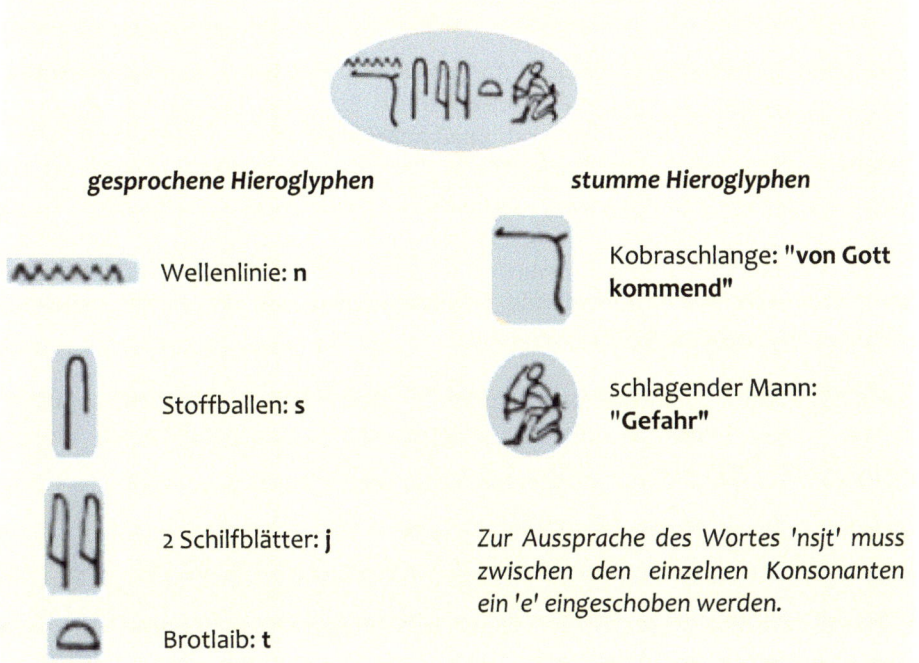

| gesprochene Hieroglyphen | | stumme Hieroglyphen | |
|---|---|---|---|
| ∿∿∿ | Wellenlinie: **n** | Kobraschlange: **"von Gott kommend"** | |
| Stoffballen: **s** | | schlagender Mann: **"Gefahr"** | |
| 2 Schilfblätter: **j** | | *Zur Aussprache des Wortes 'nsjt' muss zwischen den einzelnen Konsonanten ein 'e' eingeschoben werden.* | |
| Brotlaib: **t** | | | |

Quelle: H. Schneble, Krankheit der ungezählten Namen, Huber-Verlag Bern, 1987, p. 9-11

## Alt-Indien

Um 1500 v. Chr. war die Epilepsie in diesem Gebiet ebenfalls bekannt. Je nach Störung der Körpersäfte gestaltete sich die Epilepsie verschieden aus. Bereits damals kannte man die **Aura** und beschrieb Halluzinationen im Zusammenhang mit der Fallsucht. (Aura: Unbehagen kurz vor einem epileptischen Anfall, Vorzeichen). Die damaligen Ursachen der Epilepsie: ungestümer Geschlechtsverkehr, Blutungen und psychische Aufregung.

Im Unterschied zur Aura kennt man heute auch die **Prodromalsymptome**: Sie erscheinen noch vor der Auraphase und zeigen sich z. B. als Reizbarkeit, Depressionen, im Gähnen, im Harndrang, im Heisshunger, in einer stärkeren Licht- und Geräuschempfindlichkeit, in Konzentrationsproblemen, in einer Erschöpfung, in Schlafstörungen, in Glücksgefühlen u.a. Prodromalerscheinungen spielen auch bei einigen psychiatrischen Erkrankungen eine gewisse Rolle.

Die später auftretende, eigentliche **Auraphase** zeichnet sich z. B. in einer akuten Sehstörung oder gar in teilweisem Sehverlust, in einem Taubheitsgefühl oder Kribbeln ab. Ein Beispiel für ein Prodromalsymptom ist der Kopfschmerz vor einer Grippe.

Später benannte man die Krankheit ‚Apasmâra'. Eigentlich hiess das übersetzt: ‚Vergesslichkeit', aber gemeint war mit diesem Ausdruck eher die während und kurz nach dem Anfall auftretende Bewusstlosigkeit und die darauf folgende Amnesie für den ganzen Anfallsverlauf.

Im Hindus-Gebiet fürchtete man den Dämon ‚**Grāhī**', der die Fallsucht auslösen würde. Daher benannte man die Epilepsie dort nach dem Namen dieses gefürchteten Dämons.

**China**
Auch in China bemerkte man die Epilepsie und beschrieb sie ab 600 v. Chr. als Verlust des Bewusstseins. Obwohl ebenfalls aus religiöser Seite betrachtet, verortete man drei Organe, die die epileptische Störung verursacht haben mussten: die Leber, der Darm und das Herz. Auch die chinesische Auffassung von Epilepsie folgte zur Urzeiten der Humoraltheorie. Zudem wurde die Epilepsie ursprünglich mit ‚Wind' in Zusammenhang gebracht.

Auch in China wird man die Fallsucht aus zweierlei Perspektiven betrachtet haben. Zum einen aus magisch-religiöser Sicht, zum andern aus naturwissenschaftlicher (rationaler) Sicht. Innerhalb der Traditionellen Chinesischen Medizin, die bis 6000 Jahre zurückführt, waren beide Erklärungsmodelle beschrieben worden.

Damals, wie auch noch heute ist das Ziel der China-Ärzte (TCM), den zu häufigen Schleim, welcher das Herzsystem verstopft und somit die Anfälle auslöst, mittels bestimmter chinesischer Pharmaka abzuführen, damit die energetischen Bahnen dadurch wieder durchgängiger und die Kranken geheilt würden.

Mögliche Ursache aus Sicht der chinesischen Ärzte (TCM), Epilepsie auf Grund von:

- Gehirnkrankheiten
- einer vererbbaren Störung
- emotionellem Stress
- Geburtsdefekten
- Kopfverletzungen
- Geistesbesessenheit
- übelwollender Ahnengeister
- Überarbeitung
- Armut
- grossem Ärger
- grossem Schrecken.

Im alten China nahmen sich taoistische Priester, genauso wie buddhistische Meister, muslimische Imame der Krankheit Epilepsie an. Die Vorstellung, dass Epilepsie vererbbar sei, führte in China von alters her zu einem starken Stigma, welches nicht nur den Kranken selbst belastete, sondern sogar seine ganze Familie. Dieses Stigma führte man zurück auf moralische Verfehlungen des Epilepsiekranken resp. dessen Familie, insbesondere seiner Ahnen.

**Alt-Judentum/Frühchristentum:**
In altjüdischen Schriften der Bibel und des Talmud findet die Fallsucht einige Beachtung. Im 9. Kapitel, Vers 17-29 beschreibt der Evangelist Markus einen Epilepsiekranken als vom ‚Geist besessen'. Und Lukas sagt über einen Epileptiker ebenfalls im Kapitel 9, Vers 37-42:

Die Heilung eines besessenen Jungen
9.37:   Als sie am folgenden Tag den Berg hinan stiegen, kam ihnen eine grosse Menschenmenge entgegen.
9.38:   Da schrie ein Mann aus der Menge: Meister, ich bitte dich, hilf meinem Sohn! Es ist mein einziger. Er ist von einem Geist besessen; **plötzlich schreit er auf, wird hin und her gezerrt und Schaum tritt ihm vor den Mund, und der Geist quält ihn fast unaufhörlich.**
9.40:   Ich habe schon deine Jünger gebeten ihn auszutreiben, aber sie konnten es nicht.
9.41:   Da sagte Jesus: O du ungläubige und unbelehrbare Generation! Wie lange muss ich noch bei euch sein und euch ertragen? Bring deinen Sohn her!

9.42: Als der Sohn herkam, **warf der Dämon ihn zu Boden und zerrte ihn hin und her.** Jesus aber drohte dem unreinen Geist, heilte den Jungen und gab ihn seinem Vater zurück.

9.43: Und alle gerieten ausser sich über die Macht und Grösse Gottes. Alle Leute staunten, was Jesus tat; er aber sagte zu seinen Jüngern:

Die zweite Ankündigung von Leiden und Auferstehung:

9.44: Merkt euch genau, was ich jetzt sage: Der Menschensohn wird den Menschen ausgeliefert werden.

9.45: Doch die Jünger verstanden den Sinn seiner Worte nicht; er blieb ihnen verborgen, sodass sie ihn nicht begriffen. Aber sie scheuten sich, Jesus zu fragen, was er damit sagen wollte...

Die darin sehr früh beschriebenen Symptome/Anzeichen deuten auf einen grossen epileptischen Anfall (Grand Mal) hin. Der zu Beginn eines Grand Mal auftretende Schrei, das ‚hin und her zerren auf dem Boden', gedeutet als tonisch-klonische Phase, nachdem der Epilepsiekranke zu Boden fiel, sowie der zu Schaum geschlagene Speichel, während und nach dem Anfall durch eine tiefe und heftig einsetzende Atmung verursacht, deuten auf einen Epi-Anfall hin.

Im Neuen Testament (Matthäus Kap. 17, Verse 14-20) wird ein fallsüchtiges Kind, ein Knabe als „mondsüchtig" bezeichnet:

Die Heilung eines mondsüchtigen Jungen

17.14: Als sie zurückkamen, begegneten sie einer grossen Zahl von Menschen. Da trat ein Mann auf ihn zu, fiel vor ihm auf die Knie.

17.15: und sagte: Herr, hab Erbarmen mit meinem Sohn! Er ist mondsüchtig und hat schwer zu leiden. Immer wieder fällt er ins Feuer oder ins Wasser.

17.16: Ich habe ihn schon zu deinen Jüngern gebracht, aber sie konnten ihm nicht heilen.

17.17: Das sagte Jesus: O du ungläubige und unbelehrbare Generation! Wie lange muss ich noch bei euch sein? Wie lange muss ich euch noch ertragen? Bringt ihn her zu mir.

17.18: Dann drohte Jesus dem Dämon. Der Dämon verliess den Jungen, und der Junge war von diesem Augenblick an geheilt.

17.19: Als die Jünger mit Jesus allein waren, wandten sie sich an ihn und fragten: Warum konnten denn wir den Dämon nicht austreiben?

17:20: Er antwortete: Weil euer Glaube so klein ist. Amen, das sage ich euch: Wenn euer Glaube auch nur so gross ist wie ein Senfkorn, dann werdet ihr zu diesem Berg sagen: Rück von hier nach dort, und er wird wegrücken. Nichts wird euch unmöglich sein.

**Griechenland**

Etwa ab dem 7. und 6 Jahrhundert v. Chr. setzte sich eine naturnahe Betrachtungsweise in der Medizin durch. Es war die Zeit des Übergangs von einem magisch-religiösen Zeitalter hin zu einem ersten aufklärerischen Medizindenken.

Der ‚Vater' dieser naturnahen Medizin, **Hippokrates von Kos** (ca. 460-377 v. Chr.) - auch er wurde bereits in Band 1 näher erläutert - gebrauchte dann erstmals das Wort ‚Epilepsie' (abgeleitet vom griechischen Wort *epilambanein*, was ‚heftig ergreifen, zupacken' bedeutete). Allerdings ist das geschichtlich nicht gesichert. Andere behauptet, das Wort Epilepsie stamme aus den Schriften Avicennas. Immerhin aber wandte sich Hippokrates vom althergebrachten magisch-religiösen Denken entschieden ab und einem eher naturbezogenen Medizindenken zu. Epilepsie war für Hippokrates keineswegs eine heilige Krankheit.

Somit sah er als erster Arzt in der Geschichte diese Krankheit nicht mehr als Ausdruck der Besessenheit an. Damit wandte er sich von der dämonologischen Ursächlichkeit ab, welches nicht nur die Epilepsie, sondern damals noch viele andere Krankheiten betraf. Für Hippokrates war die Fallsucht eine organisch bedingte Krankheit, die er im Gehirn verortete. Seine menschennahen Beobachtung gingen so weit festzustellen, dass eine Verletzung der rechten Hirnseite zu linksseitigen Konvulsionen führte und umgekehrt.

Dies ist alles nachzulesen in seinem berühmten ‚**Corpus Hippocraticum**'. Diese hippokratischen Schriften bilden eine Sammlung von über 60 medizinischen Texten, die allerdings später zusammengetragen wurden und zwar in einem Zeitraum zwischen dem 6. JH. v. Chr. bis ins 2. JH. v. Chr. Im ägyptischen Alexandrien wurden diese Schriften in einem Gesamtkorpus zusammengetragen/zusammengefügt und tragen heute, fälschlicherweise, den Namen ‚Corpus Hippocraticum'. Nicht alle Texte stammen wirklich aus der Feder des grossen Arztes Hippokrates von Kos. Ein Schüler und Schwiegersohn von ihm, **Polybios**, gilt neben anderen als Mitverfasser seines Werkes.

Die hippokratischen Lehren fanden im arabischen Raum eine grosse Anerkennung und wurden von den Muslimen nicht nur übersetzt, sondern auch weiter verbreitet. Im Corpus Hippocraticum benannte Hippokrates die Epilepsie bereits als **heilige Krankheit** und zwar in seiner Schrift: ‚Über die heilige Krankheit' (de morbo sacro), was ja bereits der Titel aussagt. Sie entstand um 425 v. Chr. und ist eine kritische Auseinandersetzung mit der Magie und anderen religiösen Vorstellungen über Gesundheit und Krankheit. Hippokrates verortet die Epilepsie als eine natürliche, körperliche Erkrankung (des Gehirnes). Mit grossem sprachlichem Geschick, viel Rhetorik und intelligenten Argumenten setzte er sich mit seinen rationalen Auffassungen durch und widersprach somit, dass die Epilepsie eine Gottesstrafe aufgrund von Sünde sei.

Der Terminus ,heilige Krankheit' jedoch blieb nicht auf das epileptische Krankheitsbild beschränkt, sondern wurde in Griechenland auch im Kontext von Wahnsinn, von verschiedenen schweren Fieberarten und sogar beim Schlafwandel angewandt. Diese waren bei den Griechen alles schwere Krankheitsbilder, welche die Menschen beängstigten und wegen ihrer schweren Natur als **Götterstrafen** aufgefasst wurden. Erst Hippokrates vermochte mit diesem ,griechischen Denken' zu brechen, indem er diese Krankheiten nicht mehr als ,heilig' oder ,gottgewollt' betrachtete, sondern ihnen eine natürliche Ursache zuordnete.

Hippokrates hoffte auf die heilenden Kräfte der Natur, die es durch eine wohlwollende ärztliche Tätigkeit zu unterstützen galt. Er gab Anleitungen zu einer geregelten und vernünftigen Lebensweise (Nahrungsmenge und Nahrungszusammensetzung, geregelter Schlaf-/Wachrhythmus, ausgeglichene körperliche und geistige Tätigkeit. Sogar die Ausscheidungen der Kranken wurden streng überwacht und falls notwendig auch forciert. Interessanterweise jedoch spielten Heilkräuter bei Hippokrates zur Therapie der Epilepsie nur eine untergeordnete Rolle.

Nach ihm wurde die Krankheit der Fallsucht verursacht durch eine Störung der Harmonie zwischen den Säften: Schleim und Blut. Als **,Phlegma'** bezeichnete man damals einen entzündlichen, zähen Schleimfluss im Körper und übersetzte das Wort auch mit ,Brand, Hitze, Glut, Entzündung'. Es musste sich im Körper quasi etwas entzündet, entflammt haben, etwas was brannte und glänzte. Hippokrates dachte sich die Krankheit somit als einen entzündlichen, zähen Schleimfluss im Körper. Nach dieser antiken Lehre bewirkte dieser Körpersaft (Phlegma) ein schwerfälliges, träges, nicht zu Affekten neigendes und gleichgültiges Temperament.

Somit stellte sich Hippokrates einen Epileptiker vor als ein Mensch von trägem, geistig umbeweglichem Temperament. Hippokrates nahm an, dass bei den Erkrankten der kalte Schleim in das warme Blut hineinfloss mit der Folge, dass das Blut sich abkühlte und dann zum Stillstand kam.

Hippokrates behandelte die Epilepsie auf natürlicher Basis, indem er besonders auf die Ernährung achtete, eine geordnete und vernünftige Lebensweise propagierte und auch Wert legte auf einen regelmässigen und guten Schlaf. Ebenso legte er Wert auf eine ausgeglichene körperliche und geistige Leistung. Dies alles waren Prinzipien, die noch heute ihre Gültigkeit haben.

Der **Morbus Sacer**, so wurde später behauptet, käme daher nur beim Phlegmatypen vor. Hergeleitet wurde diese Behauptung ebenfalls aus dem griechischen Wort Phlegma, welches auch Gleichgültigkeit, Passivität, Schwerfälligkeit, Stumpfheit oder Stumpfsinn, Teilnahmslosigkeit und Trägheit bedeutet. Auch Apathie und Lethargie.

In der latinisierten Form ‚Morbus Sacer' verbirgt sich die ‚heilige Krankheit', die als Ausdruck sich bis heute erhalten hat. Hinter der Epilepsie stand seit je etwas Geheimnisvolles und Unerklärliches, welches immer in Verbindung mit etwas Göttlichem daher kam.

Abschliessend noch einige Aussagen resp. ärztliche Empfehlungen berühmter Persönlichkeiten dieser Zeit: **Celsus** (25 v. Chr. – 50 n. Chr.) sagte: ‚*Der Kranke soll sich hüten vor Sonnenhitze, Baden, Weingenuss, Übermüdung und Kummer*'. Aurelius Celsus wurde in Band 1 erwähnt.

**Aretaios, auch Aretaeus von Kappadokien** (ca. 80-139 n. Chr.) ein griechische Arzt in Alexandria schrieb eine Reihe von Werken, einige gelten als verschollen, andere jedoch blieben erhalten, wie etwa Werke über akute und chronische Krankheiten mitsamt ätiologischen Angaben und zur Therapie. Darunter auch über Epilepsie, Mania und über die Zuckerkrankheit. Ungewöhnlich war das Mitgefühl für die Kranken. Bekannt in der hellenistischen Medizin war die Therapie der Trepanation der Epilepsie.

Eine weitere Aussage stammt von **Soranos von Ephesus** (ca. 100 n. Chr.): ‚*Im Anfall soll man Schonung beobachten und nicht den Widerstand des Kranken gewaltsam brechen*'.

Und von **Alexandros von Tralleis** (6. JH.) stammt: ‚*Wein ist zu meiden, weil nicht leichter einen Anfall auslöst*'.

Nach dem Niedergang der Hegemonie der Griechen, füllte Rom das Vakuum. Das angesehene griechische Medizinalwesen blieb aber alternativlos erhalten und wurde ins Lateinische übernommen. Die Römer übernahmen die Gedanken des

Hippokrates und entwickelten jedoch seine Medizinauffassung bis zu Galen(131-201 n.chr., siehe Band 1) kaum weiter.

**Galen(os) von Pergamon** (129-201 n. Chr.), ein gewichtiger Gelehrter des zweiten Jahrhunderts, sah in einem epileptischen Anfall ein krankhaftes Gehirngeschehen und unterteilte bereits in verschiedene Epilepsieformen. Das krankhafte Gehirngeschehen entsprach der ‚idiopathischen' Form und ging vom Gehirn aus. Aber er war auch der Meinung, dass andere Formen der Epilepsie von anderen Organen ausgehen konnten. Diese andere Form der Epilepsie bezeichnete er als ‚sympathische' Form.

Entsprechend der Ursache oder Herkunft der Epilepsie empfahl Galen verschiedene Behandlungsmethoden. Begleitete die sog. ‚Epilepsia sympathica' eine gastrische Aura, ging sie also vom Magen aus, so empfahl er Purgieren und die Gabe von Senf. Dachte er sich jedoch die Epilepsie vom Herz ausgehend, verordnete er zusätzlich noch hygienisch-diätetische Massnahmen, empfahl den Kranken, sie sollten auf ihre Verdauung achten und die Nahrung möglichst regelmässig zu sich nehmen. Der Magen sei mit bitterer Aloe (von z. B. einer Wurmerkrankung) zu säubern. Galen verwendete auch andere Therapeutika wie Bittermittel und das Allheilmittel Theriak.

Galen nahm an, dass die Ursache der Krankheit Epilepsie in einer mangelhaften Qualität einzelner Säfte lag, zumindest in einem Ungleichgewicht liegen musste, also in einer sog. **Dyskrasie** (Grundannahme der Humoralpathologie, der Säftelehre, dass eine unausgewogene Mischung der vier Körpersäfte Blut, Schleim, gelbe und schwarze Galle zur Krankheit führe). Diese kam auch zustande in einer übermässigen Erwärmung oder Austrocknung des Körpers resp. durch eine gestörte Ausscheidung bestimmter Säfte. Daher erfolgte die Behandlung dem **Contraria-Prinzip**. Besass also ein Epileptiker zu viel Blut, verordnete man einen Aderlass. Manchmal half auch ein Brechreiz erzeugendes, abführendes oder schweisstreibendes Mittel. Ebenso eine entsprechende Diätetik.

Epilepsie beruht nach Galen auf einem übermässigen Vorhandensein von Schleim oder auch seltener der schwarzen Galle, der kalten Säfte also, die sich im Gehirn ansammeln würden und dort die Ventrikel verstopften. Dadurch würde der Spiritus animales in seiner Bewegung behindert. Diese Vorgänge im Gehirn erklärten gemäss Galen die Bewusstlosigkeit und auch die Konvulsionen (wegen Verschluss der Nervenursprünge im Gehirn). Der Epilepsiekranke versuche durch die schüttelnden Bewegungen (Klonien) sich von der schädlichen Materie (Schleim, Galle) zu befreien.

Diätetisch empfahl Galen die Einnahme von Gemüse, jedoch nur in einem aus-reichenden Mass an Abwechslung. Als empfehlenswert galt: Mangold, Lauch und Salatgurken. Nahrung in Form von Früchten empfahl er: Mausbeeren, Feigen und Trauben konnten bedenkenlos verzehrt werden, gelegentlich jedoch Datteln. Das rechte Mass war jedoch entscheidend, besonders was der Verzehr von Äpfeln und Birnen betraf. Diese mussten unbedingt reif sein. Als ungünstig diätetisch sah Galen den Verzehr von Pilzen und Rüben an, weil diese Nahrungsmittel schwer verdaulich schienen und besonders viel Phlegma erzeugen würden. Deshalb sprach er sich für einen Verzicht von Pilzen und Rüben aus.

Oxymel squilliticum (Mehrzwiebelessig):
Galen propagierte die Einnahme von Essigmet (mit Honig versetzt), ein Heilmittel mit zusätzlichem Mehrzwiebelsaft versetzt und bezeichnete das Ganze als Oxymel squilliticum. Die tägliche Einnahme erfolgte zu Frühstück, verdünnt mit Wasser und kombiniert mit Kapern und Pökelfleisch, jedoch erst nach der Durchführung einer kräften Purgation, die im Frühjahr empfohlen wurde. Der Essigmet sollte im Winter warm, im Sommer kalt eingenommen werden. Galen rechnete nach 40 Tagen mit einer Genesung.

Je dicker und zähflüssiger die Körpersäfte des Epileptikers waren, desto schärfer und purer musste der verabreichte Essigmet sein. Die Herstellung beschrieb Galen so: , *Ich stelle einen Honigkrug [...] bereit [...] und gebe eine Meerzwiebel hinein, die ich mit den Händen zu schmalen Stückchen zerdrücke, decke ihn dann mit einem gut schliessenden Deckel zu, lege aussen um den gesamten Körper dieses Kruges (der ja porös ist) eine Haut und binde sie sorgfältig fest und stelle ihn sodann an einen Ort, der nach Süden gerichtet ist [...]. Das aber mache ich alljährlich [...] zwanzig [Tage] vor dem Aufgang des Sirius, ebenso viele an der Zahl danach.*

*Allmählich ändere ich an einigen dieser Tage die Stellung meines Tonkruges, weil ich erreichen will, dass er an jeder Stelle gleichmässig erwärmt wird. Ist diese Zeit vergangen, löse ich den Deckel und finde, [...] dass ihr Saft herausgeflossen ist. Diesen schöpfe ich aus, mache ihn mit bestem Honig geniessbar und reiche davon täglich einen Löffel voll [...]. Aber ich nehme auch den Körper, der von der Meerzwiebel geblieben ist, stosse ihn sorgfältig, mische ihn mildernd mit Honig und reiche ihn, auch davon einen Löffel [...]. Du kannst dir merken, dass dies entsprechend seiner Wirkungskraft an zweiter Stelle steht [...] alle, die Meerzwiebel in Essig kochen, gewinnen ein sehr starkes Heilmittel.'* (Aus: Konrad Goehl/Jorit Wintjes: Zwiebelsaft gegen Epilepsie. Claudius Galenus behandelt einen fallsüchtigen Knaben. Baden-Baden 2010, S. 10)

Galen schrieb ein gewichtiges Werk über Epilepsie: ,**Pro puero epileptico consi-lium'**, aus dem Corpus Galenicum stammend, geschrieben im letzten Jahrzehnt des zweiten Jahrhunderts nach Christus. Darin erteilt Galen Ratschläge (ausgesprochen zu einem Freund während eines Spazierganges), die er in einem Schreiben in vier Teilen vorbrachte.

### 1. Teil:

Er empfahl dem Vater eines epilepsiekranken Jungen, dass es notwendig sei, dessen Therapie ärztlich zu überwachen. Darin enthalten sind allgemeine Anweisungen, gefolgt von Situationen, die ein erhöhtes Anfallsrisiko haben und die gemieden werden sollten. Darunter verstand er Situationen wie etwa: extreme Temperaturen, Unwetter, starke Wetterumschläge, visuelle und akustische Reize, Schlafentzug resp. Schlafmangel, das Vermeiden von heftigen Emotionen und Verdauungsstörungen.

Therapeutisch empfahl Galen mehrere kleine Spaziergänge innerhalb des Tagesablaufes.

### 2. Teil:

Galen verwies auf die Bedeutung von sportlichen Aktivitäten, die dem Heilungsprozess dienlich seien. Die Leibesübungen sollten durch einen Turnlehrer ausgewählt werden. Die Ertüchtigung solle auf alle Fälle nur moderat sein und der Junge dürfe sich dabei nicht zu sehr erschöpfen. Der Effekt dieser Leibesertüchtigung solle sein: eine vollständige Erwärmung seines Körpers und eine massvolle Ausscheidung.

Die Ertüchtigung solle zwar alle Körperteile betreffen, besonders aber einen Fokus haben auf den Kopf und auf den Magenmund des Jungen. Zudem empfahl er bei einer schwächlichen Konstitution des Körpers zusätzlich zu den Übungen auch Abreibungen und Massagen. Da bei den Übungen schädliche Körpersäfte in die erwärmten Körperteile flossen, sollte der Kopf als letzter Teil des Körpers frottiert werden.

Nachdem nach der Übung der betroffene Junge wieder zu Atem gekommen sei, sollte er ein weiteres Mal mit einem Leintuch abgerieben und massiert und gekämmt werden.

### 3. Teil:

In diesem wichtigsten Teil seiner therapeutischen Empfehlungen widmete sich Galen einer guten und gesundheitsfördernden Ernährung. Man hüte sich vor schwer Verdaulichem. Zum Frühstück solle man ihm Speisen reichen, die seinen Mageninhalt aufweichten und abführten, etwa Pökelfleisch, Gerstengrütze oder Oliven, dazu etwa ein Drittel Brot. Die restlichen zwei Drittel Brote sind auf die weitere Mahlzeiten zu verteilen.

Zur Hauptmahlzeit vermerkte Galen, dass er empfehle, dem Jungen möglichst kein Fleisch von vierfüssigen Tieren zu reichen, ausgenommen junge Ziegen und Hasen. Das Fleisch sollte möglichst fettarm sein und mit Öl, Salz, Dill und Lauch versetztem Wasser gekocht werden. Vogelfleisch sei empfehlenswert, ebenso wie gezüchtete Wildtiere. Geräuchertes Fleisch sah Galen für den Jungen als unbekömmlich an. Sogar Fische empfahl er nicht, höchsten solche, die aus fliessenden Gebirgsbächen entnommen wurden. Fische aus stehenden Gewässern würden die schlechten Körpersäfte des Jungen übermässig vermehren und blähen, das Gleiche gelte für Bohnen und Kichererbsen.

Von den Hülsenfrüchten empfahl er den Gerstengrütztrank, sowie Linsen, Graupe und Erbsen. Alle anderen seien für den Jungen nicht empfehlenswert. (Graupen=enthülstes und gerundetes Gersten- und Weizenkorn). Diese jedoch mussten sorgfältig gekocht werden, damit sie ihre blähende Wirkung verlören. Galen empfahl auch, nicht zu viel davon zu essen, das sie die Körpersäfte zu dickflüssig machen konnten.

Gemüse hielt er für gut, empfahl jedoch Abwechslung. Mangold, Lauch und Salatgurken waren empfehlenswert. Bedenkenlos gegessen konnten vom Jungen Maulbeeren, Feigen, Trauben und gelegentlich auch Datteln.

Immer mit einigem Mass zu verzehren waren auch Äpfel und Birnen, jedoch müssten diese reif sein. Pilze und Rüben jedoch seien zu meiden, sie erzeugten gemäss Galen viel Phlegma, welches dem Anfall Vorschub leisten könne.

4. Teil:
Essigmet, wie erwähnt, empfehle er mit Meerzwiebelsaft und Honig zu versetzen. Die Herstellung des Oxymel squilliticum wurde bereits weiter oben beschrieben.


**Rom**
Rom mystifizierte allerdings die Epilepsie wieder. Das epileptische Anfallsgeschehen erhielt viel geheimnisvolle Macht und übersinnlichen, esoterischen Einfluss. So z. B. auch auf Versammlungen, die aufzulösen waren, wenn ein Anwesender während einer solchen Zusammenkunft einen Anfall erlitt. Denn ein epileptischer Anfall wurde von den Römern gedeutet als göttlichen Eingriff von oben, als göttlichen Einspruch. Nach dem Auftreten eines solchen Anfalles eines Teilnehmers der Volksversammlung hatten strenge Zeremonien den Saal und die Versammlung zuerst gründlich zu reinigen und zu entwesen, bevor man wieder Tagen konnte.

Die Epilepsie hiess daher auch ‚**Morbus Comitialis**', resp. die ‚**Volksversammlungs-krankheit**', weil Comitia = die Versammlung meint, die wegen des Anfalls eines Teilnehmers unterbrochen werden musste. Komitien waren Versammlungen, während denen Gesetze beraten und erlassen oder auch aufgehoben wurden. Es wurden in ihnen Wahlen abgehalten, die über Krieg und Frieden entschieden und daher eine grosse Bedeutung hatten. Die spätrömischen Kaiserdiktatoren (Diktaturen) schwächten diese Komitien wieder.

Rom benannte die Epilepsie aber auch ‚**Morbus Deificus**' oder ‚**Morbus Daemonicus**' sowie auch ‚**Morbus Divinus**' (göttliche Krankheit). Deificus (Adj.) meinte: vergötternd, von Gott geschickt, von Gott inspiriert oder göttlich, heilig.

Die Römer brauchten zur Bezeichnung der Epilepsie viele noch viele weitere Ausdrücke, die je nach Schwerpunkt ihre Empfindungen z. B. Angst oder Ekel ausdrückten:

‚**Morbus Detestabilis**' (= verwünschenswerte Krankheit),
‚**Morbus Scelestus**" (= verruchte Krankheit) oder
‚**Morbus Foedus**" (= "garstige Krankheit").

**Plinius** (23-79 n. Chr.) empfahl gegen die Fallsucht noch das Trinken von Gladiatoren-Blut. Und **Andromachus**, der Leibarzt des römischen **Kaisers Nero** stellte sogar ein Allheilmittel zusammen, ein sog. **Theriak**. Dieses enthielt dutzende von Substanzen u.a. Opium, Vipernfleisch, Meerzwiebeln und mineralische Substanzen und sollte auch gegen epileptische Anfälle helfen. Dieser andromachusche Theriak findet sich noch in Arzneibüchern bis ins 19. Jahrhundert.

In weiten Teilen der Bevölkerung sowie in der breiten Ärzteschaft ängstigte man sich wegen einer möglichen **Ansteckungsgefahr**, die vom Epileptiker ausging. Man verabscheute das Anfallsgeschehen genauso wie dessen Träger, vermutete ein **Infektgeschehen**, also eine infektiöse Krankheit und infektiöses Geschehen. Der Ausdruck: ‚**Morbus Insputatus**' war somit eine Krankheit, vor der man auszuspucken resp. vor dessen Speichel man Angst hatte, weil man annahm, er sei ansteckend. Das Ausspucken von Sputum verhinderte, genau so wie die Vermeidung einer Berührung eines Epilepsiekranken, hoffentlich vor einer Ansteckung.

Plinius empfahl zur Vermeidung einer Epilepsie auch das Unterlassen bestimmter Nahrungsmittel. So galt z. B. der Verzehr von Aal, Ziegenfleisch und Petersilie als anfallsfördernd. Auch übermässiges Essen, die Völlerei, konnte einen Anfall auslösen: ,**Morbus mensalis**' (Mensa = der Tisch)

Auch die römischen Vorstellungen über die Gestirne bescherten der Epilepsie einen eigenen Namen: ,**Morbus Lunaticus**'. Somit war sie auch eine Mondkrankheit. Befallen wurden Menschen, die gegen die Mondgöttin gesündigt hatten. Es war dann auch Galen, der einen Zusammenhang zwischen dem Verlauf eines epileptischen Leidens und den Mondphasen behauptete.

### Byzantinisches Reich
Zwischen dem 4. und ca. 16. Jahrhundert stand das byzantinische Reich, welches sich in seiner Blütezeit von Südspanien, über Italien, den Balkan bis nach Kleinasien ausgebreitet hatte, und auch nicht Halt machte vor Ägypten, der Ostküste Afrikas, denn es verbreitete sich bis hinauf nach Karthago. Beginnen wir mit:

### Arabien
Der arabische Philosoph und Arzt **Avicenna** (980-1037, beschrieben in Band 2) auch bekannt als **Ibn Sina**, vermittelte im Mittelalter das griechische Denken an den Orient. Angeblich war es Avicenna, der das Wort ,Epilepsie' prägte und nicht Hippokrates. (aus von ,griechisch: επιλαμβάνο = ich ergreife, halte fest, bemächtige mich', abgeleitet. Avicennas Definition aus dem 11. Jahrhundert: *,Die Epilepsie ist eine Krankheit, welche die beseelten Organe an den Tätigkeiten der Sinne, der Bewegung und des aufrechten Ganges hindert, welche nicht in Ordnung sind. Und das geschieht durch eine Blockade.'* (in Schneble: Heillos, heilig, heilbar, S. 63)

Es soll denn auch Avicenna gewesen sein, der nicht nur die Kardinalsymptome beschrieb wie: ,Bewusstlosigkeit, Sturz, Krämpfe, unfreiwilliger Stuhl-/Urinabgang und Schaum vor dem Mund', welche zusammen den Grand Mal, den grossen Anfall beschrieben, sondern auch andere und feinere Formen und Äusserungen: z.B. verschiedene motorische Äusserungen und verschiedene Formen des Bewusstseinszustandes sowie auch Auffälligkeiten innerhalb des sensorischen Erlebens. Auch Avicenna war ein aussergewöhnlich genauer Beobachter des Anfallsgeschehens.

### Das Mittelalter (finsteres Zeitalter)
Im Frühmittelalter nahm man in Alexandria (Ägypten) eine Abgrenzung der Epilepsie von der sog. **Eklampsie** vor. Hier unterschied man erstmals die Epilepsie, resp. der Krampfanfall vom plötzlich auftretenden und lebensbedrohlichen Krampf während der Schwangerschaft, bei der Geburt oder im Wochenbett. Man dachte sich, das Krampfgeschehen ging vom Uterus der schwangeren Frauen aus.

Das römische Reich zerfiel. Festzustellen war ein Niedergang der europäischen Kultur, der Kunst und der Wissenschaft. Galen und Hippokrates aber fanden im Byzanz (byzantinisches Reich) einige würdige Nachfolger. Avicenna wurde bereits erwähnt. Allerdings gelangten die Wissenschaften, auch die medizinischen, wieder zurück ins europäische Mittelalter und zwar in der Form der **Mönchsmedizin**. Man benennt sie heute auch **Klostermedizin** oder **monastische Medizin** (Siehe Band 2 dieser Buchreihe).

Die Kultur und Wissenschaft des Mittelalters wurde von der herrschenden christlichen Religion mitentwickelt und beeinflusst, so auch die Medizin. Krankheiten, darunter auch die Epilepsie, waren gemäss der katholischen Kirche eine **Strafe Gottes wegen sündhaftem Verhalten**. Gleichbedeutend waren die **Hexerei** und die **Besessenheit durch den Teufel** (Dämon). Krankheit war Folge der Hexerei, resp. des Praktizierens von Hexerei und Magie. Das rief den Exorzismus auf den Plan. Wer nicht an die göttlichen Gebote und Vorschriften des Christentums und des christlichen Gottes (Trinität) glaubte und sich der diabolischen Hexerei hingab, wurde mit Krankheit beschlagen. Dies galt insbesondere auch für psychische Krankheiten und Epilepsie.

Die Epilepsie, also das Anfallsgeschehen war ein Paradebeispiel für die Bestrafung durch den christlichen Gott. Ihr Geist war besessen und verhext. Offenbar hatten sie sich tief versündigt und erhielten nun ihre gerechte Strafe für ihr fehlerhaftes Verhalten. Die Epilepsie war der Inbegriff des ‚Morbus daemonicus'. Man sprach im Mittelalter auch von der ‚schedelnden (schüttelnde) Gottesstraf'.

Die therapeutischen Massnahmen (der Ärzte und der Kirche) waren klar: Gebet, Busse tun, Beistand der Heiligen erbitten und als wichtiges Mittel auch das Exorzieren des Beelzebuben (Exorzismus). Oft genügte zur Behandlung das einfache Handauflegen nicht mehr und auch die Ausführung des Kreuzzeichens über Haupt und Körper des Erkrankten reichte nicht aus, so dass man es mit starken Exorzismen versuchte. Hin und wieder führte der Heilungsweg auch über eine **Schädelöffnung**, um den bösen Geistern ein Ausschlupfloch zu verschaffen.

Eine weitere christlich-mittelalterliche Massnahme bestand in einer wüsten **Beschimpfung** des Anfallskranken. Damit wollte man, wie durch heftiges Erschrecken, ihn vom Dämon befreien. Oder man griff zu **magischen Heilpraktiken**.

Im Süden von Deutschland kannte man noch ein anderes kurioses Verfahren, um den Epileptiker von seinem Dämon zu befreien. Man kam auf die Idee über den sich windenden Epilepsiekranken so schnell wie möglich einen Fensterflügel oder irgend ein spiegelndes Glas zu halten, damit der Dämon sich im Spiegel resp. im Kranken selber sehen konnte und glaubte, dass er es selbst sei, den er darin erblicke und unter Angst und Schrecken das Weite suche. Dann, so glaubte man damals, würde der Anfallskranke geheilt werden.

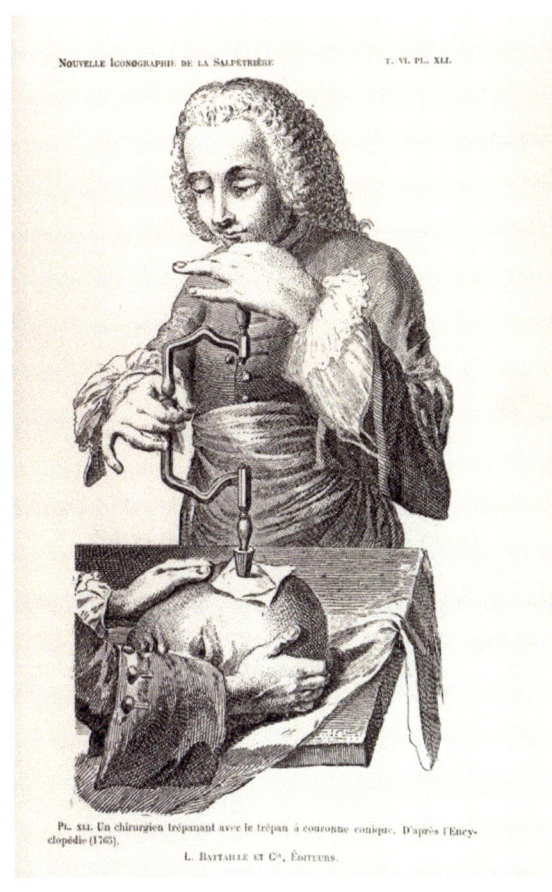

Pl. xli. Un chirurgien trépanant avec le trépan à couronne conique. D'après l'Encyclopédie (1765).

L. BATTAILLE ET Cⁱᵉ, ÉDITEURS.

Ansonsten galt: tägliches Anbeten von bestimmten Heiligen wie z. B. den Heiligen Sankt Valentin. Die Epilepsie hiess daher auch die ‚St. Valentinskrankheit' oder das ‚St. Veltins-Weh'.

Heilte der Heilige Veltin allein nicht, standen mindestens ein Dutzend weitere Heilige und Schutzpatrone zur Verfügung.

Bild: Mittelalterliche Darstellung einer Trepanation

Mancherorts benannte man die Epilepsie auch das ‚St. Veltnis-Bresten' oder, grausamer, die ‚St. Valentins-Rache'. Zu diesem Schutzpatron wurden am häufigsten Wallfahrten unternommen.

Noch heute erbittet man Beistand für die Krankheit in Rufach (Oberelsass) oder Kiedrich (Rheingau), aber auch in Würzburg, wo am Valentinstag, dem 14. Februar, in der Franziskaner-Kirche zu einer Reliquie des heiligen Valentin gebetet wird. Berührt oder küsst man gar die Reliquie, wird man angeblich von der Epilepsie geheilt.

Neben dem heiligen Sankt Valentin tritt auch der **Heilige Sankt Johannes** ins Rampenlicht, speziell in Frankreich. Dort heisst die Epilepsie denn auch ‚**mal de St. Jean**'. In Deutschland übersetzt: ‚**Sankt Johannes-Übel**' oder drastischer: ‚**Sankt**

**Johannes-Rache'.** Zur Verwendung als Mittel gegen Epilepsie, wie könnte es anders sein, wird das **Johanniskraut** empfohlen. Am Besten man pflückt es am Johannistag oder in der Johannisnacht.

Wirkungen des Johanniskrautes:

- leichte bis mittelschwere Depressionen (Wirkung offenbar bewiesen)
- gedrückte Stimmung
- Ein- und Durchschlafstörungen
- psychovegetative Störungen
- Stimmungsschwankungen
- Angst und Unruhe
- Nervosität
- Verdauungsbeschwerden
- Gastritis

Nicht zu vergessen und als Annex in Band 2 dargestellt, ist die Wirkung des ‚**Heiligen Sankt Veit**' oder ‚**St. Vitus**', der massgebend ist beim sog. Veitstanz und offenbar auch bei der Epilepsie eine Rolle spielt. Weitere Schutzheilige sind: ‚**Sankt Cornelius**' (Sankt Cornelius-Siechtum), ‚**Sankt Aegidius**' und ‚**Sankt Avertin**'.

Des Weiteren hatten auch Könige einen gewichtigen Einfluss auf die Epilepsie-Heilung, so etwa der ungarische **König Ladislaus** I. (1040-1095), der im 12. Jahrhundert sogar heilig gesprochen wurde, weil ihm grosse Einflüsse auf die Heilung von Epilepsie und auch Gelbsucht nachgesagt wurden.

Auch ein **Constantinus Africanus** (1018-1087 n. Chr.), genannt auch Konstantin der Afrikaner, erwähnt bereits in Band 2, S. 28, erkannte die Epilepsie als somatisches Leiden. Er wirkte als Lehrer und Übersetzer antiker Schriften und Traditionen u. a. auch Übersetzer der hippokratischen Lehren. In seiner ‚Melancholia' beschrieb er auch seelische Störungen.

Eine Besonderheit in der Behandlung der Epilepsie im Mittelalter war die **Kauterisation** resp. die **Verätzung** der Epilepsie. Hintergrund dieser Meinung bildete der antike Grundsatz, dass eine Krankheit mit entgegengesetzten Mittel zu heilen sei (**contraria contrariis**). Das heisse und trockene Feuer wurde bei kalten und feuchten Krankheiten angewandt. Damit versuchte man die feuchte Säftemischung auszutrocknen. Da die Epilepsie damals als ‚feuchte Krankheit' galt, wurde versucht, sie wegzubrennen und zu verätzen.

Hildegard von Bingen empfahl eine von einem Diamant gegen Spinnenweben, Schlangengift, Fallsucht und Mondsüchtigkeit. Der Diamant bewahrte das Haus gleichzeitig auch vor Dieben und beglückte den Besitzer mit Tüchtigkeit, Verstand und Weisheit in der Rede.

Eine besondere Stellung nahm **Paulus Bagellardus** (Paolo Bagellardi) ein, der zwischen 1410 und 1494 lebte. Er war ein italienischer Arzt und Professor für Philosophie in Padua des ausgehenden Mittelalters, wo er einen Lehrstuhl inne hatte. Bagellardus verfasste ein wichtiges Lehrbuch zur Kinderheilkunde ,*Libellus de egritudinibus infantium*' (1472), ein frühes pädiatrisches Buch. Im zweiten Band behandelte er verschiedene Kinderkrankheiten, u.a. auch die ungünstige Prognose von Epilepsien, die im Säuglings- und Kleidkindesalter auftreten. Noch heute stehen einige Diagnosen im Einklang mit Bagellardus, resp. dessen mittelalterliche Anschauung.

**Renaissance**
In diesem Zeitalter (1500-1600) wurde die Medizin wieder geboren, daher bezeichnet man dieses Zeitalter kulturgeschichtlich als Renaissance. Wir sind in Band 3 ja mitten drin. Alchemie, Iatrochemie, Iatrophysik, Iatroastrologie und vor allem die Iatromedizin geben hier den Ton an. Paracelsus und die Reformation spielen eine grosse Rolle in diesem Zeitalter. Die Syphilis greift in weiten Teilen Europas um sich. Weiher, Melanchthon und Vives stemmen sich gegen die Katholische Kirche und gegen den Aberglauben dieses Zeitalters. Die Anatomie kommt wieder in Fahrt, Sektionen werden – teils öffentlich zugänglich, teils unter Strafe gestellt – wieder durchgeführt.

Im Jahre 1453 eroberten die Türken Konstantinopel. Zahlreiche Ärzte und viele Gelehrte flohen nach Europa und nahmen arabisches, altgriechisch-römisches Gedankengut und Wissen mit sich. Sowohl in der Medizin wie in der Wissenschaft kam es zu einer Neubelebung des antiken Denkens kam. Der Kirche war das nicht ganz geheuer. Innerhalb des altgriechischen, römischen Gedankengutes leuchteten Hippokrates und Galen wie zwei Altstars wieder auf und waren bald in aller Munde. Einige Persönlichkeiten der Renaissance jedoch hinterfragten ihre Lehren kritisch.

Hinterfragt wurden nun jene Krankheiten, die man sich nicht oder nur durch die Heimsuchung durch Gott und als Gottesstrafe erklärt hatte. Sie wurden nun vermehrt unter Beizug der Vernunft (Ratio) erklärt. Trotzdem änderte sich im gemeinen Volk nur wenig und insbesondere Epileptiker, aber auch Psychischkranke wurden weiter verhöhnt, zur Schau gestellt und in die Narrentürme verlassen oder in Dollkisten gesperrt. Man suchte allenthalben weiterhin Hilfe und Heilung bei Reliquien und in besonderem Masse bei Quacksalbern.

Kurze Einblendung zur **Signaturenlehre** und zur **Organotherapie**:
Die bereits seit der Antike (Plinius und Dioskurides) bekannte arzneikundliche **Signaturenlehre** steht in einem rechten engen Zusammenhang mit den Lehren des Paracelsus. Im hohen Mittelalter nahm sich auch Albertus Magnus der Signaturenlehre an.

Die Signaturenlehre kannte man auch ausserhalb Europas, etwa in China innerhalb der chinesischen Medizin und auch in der ayurvedischen Medizin Indiens.

Die Signaturenlehre besagt, dass die Wirkung einer Pflanze oder eines Gegenstandes aus der Form, Farbe und dem Namen abgeleitet werden könne. Die Signaturen-Lehre ist die Lehre von den Zeichen in der Natur, die als Merkmale auf Ähnlichkeiten, Verwandtschaften und innere Zusammenhänge hinweisen. Heilpflanzen seien demnach nach göttlicher Absicht durch gestaltliche und farbliche Hinweise kenntlich gemacht worden. So kann man sowohl Steine, Pflanzen wie auch Tiere beurteilen (signieren) nach ihrem Aussehen (Gestalt, Struktur, Form), nach ihrer Farbe, ihrem Geschmack und Geruch, sowie auch nach ihrem Standort, ihrer Wachstumsphase und auch ihrer Lebensdauer.

Es war stets eine hohe Kunst, die nur Ärzten, Wissenschaftlern, Astrologen und Alchemisten vorenthalten blieb, aus den verschiedensten Zeichen der Natur auf die richtigen Heilmittel zu schliessen. Zudem musste man dann auch den richtigen Bezug zum (kranken) Menschen herstellen, was nicht immer gelang.

Beispiele:
Albertus Magnus wusste, dass das rotgelb blühende Johanniskraut der Sonne zugeordnet war, denn dessen heilende Wirkung zielte auf den Solarplexus, auf Herz und Kreislauf. Spargelstangen sollten in Form eines Absudes der männlichen Potenz auf die Sprünge helfen und der Aronstab, der von roter Gestalt war wie die Mannes Rute, sollte als Aphrodisiakum wirken.

Hildegard von Bingen machte sich ebenfalls Sorgen um die männliche Potenz und Liebesfähigkeit. Sie empfahl Männern das Mittragen von der weiblichen Alraune, die nach drei Tagen davon essen sollten, das galt jedoch nur für die liebestollen Männer. Für die in Liebesglut geplagte Frau galt, dass sie gleich mit einer männlichen Alraune verfahre.

So wurde beispielsweise Lungenkraut gegen Lungenerkrankungen verabreicht. Die roten Blüten der Pfingstrosen kamen bei der Epilepsiebehandlung zu Einsatz, weil der Farbe ‚ROT' im Mittelalter eine Dämonen abwehrende Kraft zugeschrieben wurde.

Bei der **Organotherapie** (Verwendung organischer Substanzen aus der Tierwelt) wurde beispielsweise das Bibergeil gegen Epilepsie verschrieben. Die Präparate wurden anhand von Eigenschaften ausgewählt, die dem betroffenen Anfallskranken fehlten oder der Epilepsie ähnlich waren. Dies ging so weit, dass sogar menschliche Innereien und Exkremente verabreicht wurden. (Siehe Christian Franz Paullini, 1643-1712, und seine sog. ‚Dreck-Apotheke') Man war überzeugt davon, dass solche Innereien und Exkremente mit Lebensgeistern aufgeladen seien.

Es finden bei der Organotherapie Organteile, Organsekrete (Bibergeil), Zellen also Substanzen tierischen Ursprungs Verwendung, auch mikrobielle Bestandteile wurden erwähnt. Der therapeutisch gedachte Hintergrund der Organotherapie bestand darin, dass krankheitsbedingte Defekte in den Zellen des Epilepsiekranken rückgängig gemacht werden könnten, indem man den verbliebenen gesunden Zellen die einzelnen Komponenten zuführte, welche jene Zelle brauchte, um sich zu reparieren. Durch diese Therapie solle das erkrankte Organ wieder voll funktionstüchtig und somit gesund werden.

Dann kam **Aureolus Philippus Thephrastus Bombastus von Hohenheim,** (1493-1541) genannt ‚**Paracelsus**', der auf Seite 46 f. beschrieben wurde. Er war ebenfalls der Signaturenlehre verpflichtet wie vor ihm Hildegard von Bingen. Paracelsus krempelte einiges um und brachte eine neue Sichtweise in die Medizin und insbesondere eine andere Sichtweise auf die Epilepsie. Nicht nur, dass er neue medizinische Kenntnisse verbreitete, er kämpfte auch für mehr Barmherzigkeit für die Epilepsiekranken, die einem Arzt angeboren sein soll: ‚*Bei einer so großen Arbeit, wie ich sie mir vorgenommen habe zu beschreiben von den hinfallenden Siechtagen, ist es zu allererst wichtig, zu reden von der* **Barmherzigkeit,** *die einem Arzt soll angeboren sein'.*

Nicht nur, dass er eine Synthese der sich entsprechenden unteren und oberen Welten versuchte, beispielsweise in der Theorie über den Mikrokosmos Mensch, der dem Makrokosmos gegenüber steht, er gab der Epilepsie auch einen neuen Hintergrund. Immerhin bestand, nach Paracelsus, zwischen den Sternen und dem menschlichen Geschlecht eine enge Beziehung. Jeder Mensch, so meinte er, habe sein ‚alter ego' in einem der am nächtlichen Himmel unzähligen leuchtenden Sterne.

Gewissenhaft beschrieb er die einzelnen Stadien eines epileptischen Anfalles. Nach ihm beraubte die Krankheit Epilepsie dem Kranken die Vernunft und in Anlehnung an seine Gestirnstheorie benannte er die Epilepsie folgerichtig als ‚**Morbus Astralis**', resp. die **Sternenkrankheit**. Auch nannte er die Epilepsie ‚**hinfallender Siechtag**'. Das Anfallsgeschehen, mit seinen hefigen tonisch-klonischen Symptomen (Grand Mal) verglich er mit einem Gewitter des Mikrokosmos.

Für Paracelsus hatte die Epilepsie eine natürliche Ursache, wenngleich diese auch etwas astral daherkam. Immerhin schloss er sowohl religiöse Geister wie auch böse Dämonen aus, denn weder Gott und auch keinesfalls der Teufel hatte seiner Meinung nach die Hände in dieser Krankheit verwickelt. So erhielt die Epilepsie ursächlich einen natürlichen Hintergrund. Und aus derselben Natur glaubte er auch deren Heilung bewirken zu können.

Paracelsus schrieb zwischen den Jahren 1520 bis 1530 einiges über Epilepsie und war der erste Arzt, der seine Schriften in deutscher Sprache (früh-neuhochdeutsch) schrieb. 1520 verfasste er eine erste Schrift zum Thema, ‚*11 Traktate vom Ursprung, Ursache, Zeichen und Kur einzelner Krankheiten*' und 5 Jahre später eine weitere Abhandlung ‚*Von den Krankheiten, die der Vernunft berauben*' (**De Morbis amentium**). Um dann, 1530, gleich zwei Werke (Libri) zum Thema in die Welt zu setzen. Darin beschäftigte er sich mehrmals mit der ‚**Morbus caducus**', was so viel heisst wie ‚hinfallende' Krankheit. Im ersten Teil ‚*von den fallenden Siechtagen*' beschäftigte er sich noch ganz allgemein mit dem Thema, im zweiten ‚Libri' dann speziell mit der Epilepsie bei Frauen': (**De caduco matricis**).

In einem einleitenden Text (‚von den hinfallenden Siechtagen') schrieb Paracelsus: ‚*Bei einer so grossen Arbeit, wie ich sie mir vorgenommen habe zu schreiben, von den hinfallenden Seichtagen, ist es zu allererst wichtig, zu reden von der Barmherzigkeit, die einem Arzt soll angeboren sein. Denn wie ich es hin und her erwäge, so finde ich nichts mehr bei den Ärzten als Unbarmherzigkeit, die dann anzeigt, dass keine Liebe zu den Kranken da ist; und wo keine Liebe ist, das ist keine Kunst (S. 192, 222)*'.

Epilepsie, Hysterie, Vernunftberaubung, hinfallende Siechtage: da kam einiges durcheinander und so findet man in seinen Werken nebst astralen Vorstellungen, klugen Beobachtungen auch einiges an Spekulation, an lustigen Abstrusitäten wie auch völligen Unsinn. Dass Blut von Enthaupteten, frisch eingesammelt, gut gegen epileptische Anfälle sein soll, glaubt heute niemand mehr. Aber damals war das eine durchaus mögliche Vorstellung. Paracelsus befand sich in einer Zeitenwende und da konkurrenzierte noch so vieles Alte mit ‚Modernem'.

Ein neues Kapitel zur Epilepsie schlug er deshalb auf, weil er sich zu lösen suchte von den althergebrachten Lehren des Hippokrates, Galen und Avicenna. Er unternahm eine Abgrenzung zu gräko-romanischen Ansichten, von byzantinisch-arabischen wie auch von mittelalterlichen-scholastischen. Offenbar kannte Paracelsus bereits mehrere epileptische Krankheitsbilder.

Paracelsus beschrieb folgende Symptome: ‚*zittern, Schaum, zenklapfen (Zähneklappern), Krampf in allen glidern, in augen… munt, hals, beinen, armen'*. Und das Anfallsgeschehen umschrieb er auch: ‚*an etliche mit grossem schaum, an etlichen mit vil Wasser, an etlichen offen unwandelbar augen, an etlichen vil renken und krümmen…'*

Heute liest man daraus: Tonuserhöhung, Hypersalivation, Trismus (Kieferkrampf), klonische Zuckungen, Einnässen, starrer Blick, tonische Verkrümmung einzelner Körperteile. Und wenn Paracelsus beschreibt: ‚*etlich mit schreien, etlich mit stille, etlich gar gen boden wirft mit gewalt, etlich senftiglich lasst nidersitzen'*, dann zeugt das von einer ausgezeichneten Beobachtungsgabe, die Symptome zu unterscheiden vermag. ‚Senftiglich' meint sanft.

Seine gute und genaue Beobachtung führte dazu, dass er eine spezielle Epilepsie beschrieb: den ‚march of cunvulsions'. Er beschrieb das Anfallsgeschehen als langsame Ausbreitung der motorischen und/oder sensiblem Symptome von den peripheren zu den stammnahen Körperteilen. Heute nennt man diese Anfallsform den Jackson-Anfall oder die Jackson-Epilepsie. Dass sind von einer Gliedmasse sich immer weiter über grössere Bezirke sich ausbreitende Muskelzuckungen (fokaler Anfall). Das spezielle an dieser Anfallsform ist, dass der Patient – entgegen zum Grossen Anfall – dabei bei vollem Bewusstsein ist und somit seinen Anfall selber miterlebt. Selbstverständlich wusste Paracelsus damals noch nicht, dass sich bei dieser Anfallsform eine eng umgrenzte Ansammlung von Nervenzellen entlud.

Paracelsus war also ein sehr genauer Beobachter. Immerhin erkannte er, dass sich ein epileptisches Geschehen auszubreiten vermag: ‚*also… das sie etwan in den henden, füssen oder gleichen angesetzt wird, und an denen enden empfunden wird der anfang, der dan aufsteiget… in den ganzen leib'*.

Sogar Symptome des Aurageschehens waren ihm bekannt. Seine kosmologisches Denken vergleicht einen grossen Anfall (hinfallende Siechtag beim Mensch) mit dem Donner und dem Erdbeben (Kosmos) als wesensgleich. Anfall und Erdbeben, Schütteln und Zittern der Gliedmassen während des Anfalles beim Epileptikers und das Zittern von Laub an den Bäumen ist wesensgleich und beruhen auf denselben Ursachen und Wirkmechanismen. So verwundert es nicht, wenn Paracelsus auch die **vier Elemente** in seine Lehre vom ‚fallend Siechtag' einbaut: Feuer, Luft, Erde und Wasser. Die schwersten Anfälle entsprechen dem Feuer. Nachfolgend die an Schwere nachlassenden Anfallstypen Erde, Wasser und Luft.

| | |
|---|---|
| Erdbeben und Donner entspricht: | Konvulsionen und Zuckungen |
| Feuer entspricht: | Blitzen vor den Augen |
| Nebel entspricht: | schwindender Sehkraft während des Anfalles |
| Regen entspricht: | Schaumbildung vor dem Mund (Hypersalivation) |
| Aufklaren und Schönwetterlage nach dem Gewitter entspricht: | allmähliche Reorientierung nach dem Anfall. |

Auch die **drei Prinzipien:** *Sulphur* (Schwefel), *mercurius* (Quecksilber) und *sal* (Salz) spielen bei der Pathogenese des epileptischen Geschehens bei Paracelsus eine Rolle. Das Sulphur, der Schwefel steigt beim Epileptiker als betäubender Dampf und als Rauch ins Gehirn und schränkt die zerebralen Funktionen ein.

Sowohl die vier Elemente wie die drei Prinzipien stehen wiederum unter einem Einfluss, der jedoch übergeordnet ist. Alle vier Elemente weisen auf ein eigenes Gestirn, ein ‚astrum'. Und in jedem der viel Elemente wohnen die drei Prinzipien inne und steuern diese. Zwischen Elementen und Prinzipien hat eine Gleichgewicht und eine Harmonie zu sein, dann hat das keine Störungen, weder im Makrokosmos noch im Mikrokosmos zur Folge und bedeutet eine gute Gesundheit

Eine Disharmonie zwischen den Elementen und den Prinzipien jedoch bringt nicht nur Naturkatastrophen (Störungen in der Natur) und Störungen im Makrokosmos (Himmel), sondern auch Störungen im Mikrokosmos, als bei der Gesundheit der Menschen hervor. Astralischen Störungen bringen demzufolge epileptische Anfälle hervor. Epilepsie ist somit eine astralische Krankheit (Morbus astralis).

Nach Paracelsus Auffassung ist es der Lebensgeist (spiritus vitae), der ‚*in seiner rechten Disposition verwandelt oder geschwächt ist*' und deshalb besondere ‚Zeichen' (Krankheitssymptome) zeigt. Logischerweise therapiert Paracelsus die

Epilepsiekranken mit den entsprechenden chemischen Mitteln, in dem er den Lebensgeist, die Disposition stärkt und zurückverwandelt. Allerdings wusste er, dass er die Ursache der Epilepsie (die Wurzeln) nicht bekämpfen kann, aber die Auswirkungen, das eigentliche Anfallsgeschehen. Er betrieb also keine kausale Therapie, sondern nur eine symptomatischen Behandlung.

Gott habe, so meinte Paracelsus, für jede Krankheit ein Heilmittel geschaffen, welches es zu finden galt. In seiner Krankenbehandlung sah er somit einen Gottes-Dienst. Eine Krankheit war auch nicht unheilbar, weil man dann an Gottes Allmacht zweifeln würde. An Gottes Allmacht zu zweifeln war für Paracelsus ‚Unglaube'.

Und schlussendlich zu Paracelsus: Auch er glaubte noch an böse Geister und Dämonen, schliesslich war auch er ein Kind seiner Zeit. So verschrieb er als Antie-pileptika Gold und auch die Anwendung von roter Koralle. Insbesondere diese aber, denn Rot gilt als Anti-Dämonen-Farbe, bezeugt von seiner Idee, das Anfalls-geschehen könne womöglich von einem krankheitsverursachenden Geist oder einem dem Teufel ergebenen Dämon stammen. Im Weiteren waren Therapeutika: der Höllenstein (Argentum nitricum) und das ‚spiritus vitrioli'.

Sogar eine Magnetbehandlung zog er in Betracht. Nach Paracelsus müsse man einen Magneten an den Kopf des Epileptikers halten, um den ‚Caducus' aus die-sem abzuziehen und zu zerstreuen. Und dies wirke vortrefflich bei den epi-lepsiekranken Frauen. Die Anwendung von Pflanzen und Kräutern, wie Frauen es gerne lieben, lehnte er ab, denn phytotherapeutische Mittel seien für ihn dummes ‚Geschwätz von Nonnen und alten Weibern'. Immerhin empfahl er ab und zu Mohn (Opium), Mistel und Kampfer und vor allem die schwarze Nieswurz, denen ‚wurzen im abnehmenden mon gewonen werden sol, im zeichen der wag..., und im planeten venere (Venus) getrocknet im schatten von dem borealischen wint (Nordwind), das ist von mittag'.

In allem also war da noch viel Dämonologie um die Zeit um 1530 sowie eine Menge an mystischen-kosmologischen Vorstellungen, auch wenn er die Krankheit als naturbedingt und durch die Natur auch als behandelbar, ja sogar als heilbar betrachtete.

Im Jahre 1533 verfasste ein weiterer gewichtiger Mann ein Werk mit dem Namen ‚De occulta philosophia sive de magia'. Es war der Alchemist **Agrippa von Nettersheim** (1486-1535). Sein Verdienst bestand darin, dass er die Epilepsie dem Tierkreiszeichen des Widders zuordnete und deswegen eine magische Behandlung empfahl.

Solche magischen Behandlungen (Riten) müssen zu bestimmten Zeiten oder an bestimmten Orten erfolgen, etwa während des Vollmondes auf einer Waldlichtung oder in einem Friedhof. Gemäss Agrippa wirkten diese okkulten Praktiken auch auf Distanz. Man hat ein Kraut resp. eine bestimmte Pflanze in der Erde zu vergraben. Die Wirkung trat jedoch erst ein nach der Verwesung dieses Krautes ein, man hatte sich also zu gedulden. Als Kraut/Pflanze eigneten sich: die Seerose, der Steinklee, das Bürzelkraut (Portulak, Gemüsepflanze), der Diktam (ein Rautengewächs oder brennbarer Busch. Galt als entzündbar wegen seiner ätherischen Ölen ), sowie die Betonie (rote Wiesenblume) und auch der Lavendel.

**Felix Platter** (1536-1614) beschrieb in seinem Werk (*,Observationes in hominis affectibus, 1614, S. 26-27.*) ein Fallbeispiel, in dem er immer wieder auftretende Krämpfe eines jungen Mädchens behandelte mit Essig und Rautensaft. Er tränkte damit einen Schwamm und schob es dem Mädchen immer wieder in die Nase. Das kleine Mädchen sei dann jeweils rasch zu sich gekommen und die Paroxysmen seien kontinuierlich schwächer geworden. Zusätzlich wandte Platter auch Pfingstrosenpräparate an, allerdings als Pflaster über der Herzgegend und als Pulver zur Besprengung ihrer Haare.

Wir thematisieren noch immer die Zeit der Renaissance. Da darf nicht unerwähnt werden, dass ein **Johann Baptist van Helmont** (1577-1644) sich ebenfalls mit der Epilepsie beschäftigte. Er führte in Brüssel eine angesehene Praxis, nachdem er ausgeprägte Studienreisen betrieben hatte. (siehe Band 3, ab S. 26)

Nach ihm wurden die körperlichen Funktionen des Menschen gelenkt von einer sog. ,**Doppelleitung'**. Ihr Sitz lag im Magen und in der Milz. Er beschrieb eine leitende Kraft, die er verschieden nannte: ,**Archaeus influus'**, oder als **spiritus rector** des Organismus, resp. als ,innwendiger Werkmeister'. Der Haupt-Archaeus lag ihm gemäss in der Magengrube und leitete von dort aus weitere Archaei in die Organe. Nimmt nun die oberste Leitungskraft, der Archaeus influus ab, also der Haupt-Archaeus, dann hat das verschiedene Krankheiten (in den verschiedensten Organen) zur Folge.

Insbesondere auch eine Form der Epilepsie. Daher stehen nach van Helmont der Magen, die Seele und die Epilepsie in einer engen Verbindung. Die ebenfalls im Magen existierende Seele wird dann arg in Mitleidenschaft gezogen. So können starke Gemütsbewegungen die Seele stark belasten und dann eine Epilepsie auslösen.

Die Epilepsie jedoch könne nicht nur im Magen ihren Sitz haben, sondern auch in anderen Organen, wie etwa in den Füssen und im Kopf, vordringlich jedoch im Magen.

Therapeutisch sah er Amulette oder andere externe Heilmittel, die es galt, um den Kopf des Epilepsiekranken zu binden. Van Helmont mochte noch tief beeinflusst worden sein von Paracelsus. Einzig von seinem epileptischen Werk wurde er denn auch keineswegs berühmt. Er nahm trotzdem als Mediziner einen gewichtigen Platz ein. Immerhin machte er bahnbrechende Studien über das ‚Gas‘, indem er besonders fasziniert war vom gasförmigen Aggregatszustand. Auch entdeckte er die Salzsäure im Magen und als erster das Kohlenmonoxid.

Sowohl im Mittelalter wie auch noch in der Renaissance betrachtete man die Epilepsie immer noch als eine **ansteckende Krankheit,** vor der man sich fernhalten und schützen musste. Man war der Überzeugung, dass allein die Ausdünstung aus dem Mund eines Epilepsiekranken ansteckend sei. Man solle weder mit Epilepsie-kranken sprechen, noch zusammen mit ihnen baden. (Bader, Badeanstalten)

Fiel ein Epileptiker hin und in einen Anfall, so galt es, ihm nicht zu nahe zu treten. Denn es ginge ihm dann ein grässlicher Atem aus dem Mund, die dem Einatmen-den dieselbe Krankheit bescheren könne.

### Neuzeit
Die Theorie der Ansteckung galt bis ins 19. Jahrhundert. Sie hielt sich also sehr hartnäckig. Noch in diesem Jahrhundert war man der Meinung, dass der beim Anfall abgesonderte Speichen ansteckend sei. Auch der Urin, die Atemluft und der Biss eines Epileptikers galten lange als ansteckend.

Auch trugen weite Teile der Bevölkerung die Ansicht mit sich herum, dass ein Anfallsgeschehen bis etwa zu 25ten Altersjahre ausheilen könne, danach jedoch nicht mehr.

Auch ein **Thomas Willis** (1621-1675, Barock), er findet eine Erwähnung in Band 5) bemühte sich um die Epilepsie und innerhalb ihr um naturwissenschaftliche Grundlagen. Immerhin bezog er nämlich sämtliche Anfallsyndrome auf zerebrale Vorgänge. Er war einer der hervorragendsten Ärzte des 17. JH. Mediziner kennen noch heute sein ‚Circulus arteriosus Wilisi‘ (arterielle Ringrohrleitung an der Hirnbasis) und verwendet seine neu geschaffenen Begriffe wie ‚Neurologie‘, ‚Psychologie‘ und ‚vergleichende Anatomie‘.

Ab dem 15. JH. blieben jedoch die Kenntnisse dann aber in einer Art von zähem Schlick stecken und, wenigstens was die Epilepsie betraf, es wurde wenige neue Erkenntnisse gewonnen, auch wenn die Wissenschaften sich nun immer mehr der Ratio beugten und zum Vorbild nahmen. Obwohl Hippokrates wie auch Galen den Sitz resp. die Ursache der Epilepsie im Gehirn lokalisiert hatten, fiel man in späteren Jahrhunderten wieder zurück in alte Bahnen und behauptet beispielsweise, die epileptischen Anfälle entstammten:

- den Eingeweiden
- der Gebärmutter
- den peripheren Nerven
- den Gliedmassen
- dem Herzen
- und auch in der Nase.

Dazu wurden natürlich die entsprechenden Namen (Ausdrücke) kreiert. Unter vielen mehr hiess Epilepsie:

- Morbus insputatus
- Morbus scelestus
- Morbus lunaticus
- Böse Staupe
- Gichter (Hirngicht, vergichter)
- Fraislein
- Fallsucht

**Richard Mead,** (1673-1754), Leibarzt des englischen Königs Georgs ll. nahm sich ebenfalls der Epilepsie als Krankheit an. Für ihn galt gesichert, dass der Mond resp. der Mondlauf auf die fallende Sucht Einfluss nahm. Seiner Meinung nach wurde der betroffene Epileptiker öfters während des Neu- oder Vollmondes von den Anfällen heimgesucht. Ursache seien die ‚verdorbene Beschaffenheit seiner Lebensgeister', die als Säfte die Nerven quasi auffüllen würden.

Therapievorschlag Meads: Säfteverdünnung, durch starkes Schwitzen aus dem Körper schaffen. Er verordnete **Radix Valerianae sylvestris** (gemeine Baldrianwurzel als sehr altes Mittel gegen Epilepsie, die im 18. JH. eine Renaissance erfuhr) und **Castoreum russicum** (russisches Bibergeil), die in rauen Mengen einzunehmen seien.

Baldrian wirkte jedenfalls auch bei hysterischen Krämpfen, gegen den Veitstanz (in Band 2 als Annex beschreiben) gegen Intestinalwürmer (Parasiten im Magen-Darm-Bereich), im nervösen Stadium der Pocken, bei Masern und Scharlach und gegen das hitzige Katarrhalfieber.

Iatrochemisch interpretiert, war ein epileptischer Anfall die Folge einer in verschiedenen Körperflüssigkeiten ablaufende fehlerhafte chemische Reaktion (Blut, Schleim, schwarze und gelbe Galle), unharmonischer Inhalt der Verdauungsorgane sowie die im Blut und in der Atemluft vorhandenen schädlichen Beimengungen. Bei Frauen war es zusätzlich das ‚verdorbene Menstruationsblut', welches ursächlich einen Anfall begünstigte.

Therapie: Abreibungen mit einer Zubereitung aus ‚Lilien, Confallien und Salbei' als Aufwecker und zur Beendigung des Anfalles das **Einreiben von Zunge und Gaumen mit Mithridatikum** (altbekanntes Antidot, resp. Gegenmittel), **Theriak, Bibergeil und Honig**. Das **Purgieren** half immer um ein Ausscheiden von Schleim und Galle zu bewerkstelligen. Empfohlen waren auch **Nies- und Schnupfpulver sowie brech-, schweiss- und harntreibende Mittel** in Form von beispielsweise schwarzer Nieswurz, Pfingstrosenwurzel und Maiglöckchen.

Noch um 1750 veröffentlichte **Johann Storch**, ein herzöglicher Hof- und Leibarzt verschiedene Krankengeschichten in acht Bänden: ‚Von Kranckheiten der Weiber'. Darin führte er aus, dass Epilepsie seiner Meinung nach bei den Frauen **Ausdruck von Zank und Zorn** sei. Die Abgrenzung zur Hysterie war aber nicht klar gezogen.

**William Cullen** (1710-1790) Band 5, S. 63. lieferte bereits eine Systematik der Krankheiten, in der auch die Epilepsie ihren gewichtigen Platz fand (3. Ordnung, Krampfartige Krankheiten, u.a. Tetanus, Convusio, Spasmi und Epilepsie).

| Die Systematik Cullens, 1778 | |
|---|---|
| 1. Klasse: Fieberhafte Krankheiten (Pyrexiae) | |
| 2. Klasse: Nervenkrankheiten (Nevroses) | |
| 1.Ordnung: Schlafsüchtige Krankheiten (Comata) | 1. Gattung: Schlagfluss oder Apoplexie |
| | 2. Gattung: Lähmung oder Paralysis |
| 2. Ordnung: Entkräftungen (Adynamiale) | 1. Gattung: Die Ohnmacht (Syncope) |
| | 2. Gattung: Unverdaulichkeit (Dyspepsia) |
| | 3. Gattung: Das hypochondrische Übel (Hypochondriasis) |
| | 4. Gattung: Die Bleichsucht (Chlorosis) |

| 3. **Ordnung:** Krampfartige Krankheiten | **15Gattungen:** Tetanus, Trismus, Convulsio, Spasmi, Epilepsie u.a. |
|---|---|
| 4. **Ordnung:** Gemüthskrankheiten (Vesaniae) | 1. **Gattung:** Dummheit (Amentia)<br>2. **Gattung:** Melancholie<br>3. **Gattung:** Raserey (Manie)<br>4. **Gattung:** Der Traum (Somnium)<br>Somnambulismus |
| 3. Klasse: Cachexien263 | |
| 4. Klasse: Topische Krankheiten Lokalübel | |

**Wilhelm Hufeland** (1762-1836) empfahl **Artemisia vulgaris** (geheimer Beifuss) als gutes und erfolgreiches Mittel gegen Epilepsie, wobei nach ihm oft nur eine einzige, aber gehörige Gabe dieses Mittels reichte, um diese schwere Krankheit sicher und gründlich zu heilen. Hufeland empfahl auch die Einnahme von **Zinkoxid**, welches ebenfalls eines der ersten wirksamen Mittel gegen die Fallsucht war.

Erst ab etwa dem 18. und 19. JH. wurden die Beobachtungen über das epileptische Geschehen exakter. Man definierte immer genauer, was etwa ein Grand Mal ist, eine Absence oder auch ein sog. teils tödlich verlaufender Status epilepticus. **Armand Trousseau** prägte diesen Begriff.

In den neu erbauten Kliniken und Krankenhäusern, insbesondere in für Psychischkranke erbauten Irrenhäusern schottete man die Epileptiker von den übrigen Geisteskranken ab, weil man eine Ansteckung und somit Ausweitung dieser Krankheit befürchtete.

Noch im Jahre 1921 verfiel ein gewichtiger Psychiater dem Irrtum, dass die **Epileptiker vom Typ her eher breitschulterig und muskulös seien und also eher den athletischen Körperbau** hätten. Es war **Ernst Kretschmer**, der die Menschen in verschiedene Körperbautypen zwängte und ihnen eine enge charakterliche Zuordnung verpasste. So neigte die ‚Leptosomen' zur Schizothymie, der Pykniker zu Fettansätzen und Breitwüchsigkeit und Gedrungenheit, auch sagte ihnen Verbindungen zum manisch-depressiven Krankheitsbild nach.

Erst ab den endenden 18. Jahrhundert dann fand ein wissenschaftlicher Umbruch statt. Man veranstaltete Experimente und begann vermehrt mit Obduktionen und Autopsien bei Epileptikern. Anfänglich rückte die **Medulla Oblongata** in Zentrum des Interesses der Forscher. Man hatte Veränderungen an den Zellen gefunden und Gefässvermehrungen. Aber die Theorie, dass die Epilepsie sich vornehmlich in der Medulla Oblongata abspiele zerschlug sich bald wieder und es kam nachfolgende die Theorie auf, dass vieles sich im **Cortex** (Hirnrinde) abspiele.

Obwohl die Epilepsie sich kaum von der Hysterie zu unterscheiden vermochte, resp. umgekehrt, trat ein Mann auf die Bühne, der hier mehr Krankheit schuf: **Jean-Martin Charcot** (siehe dort). Er kreierte eine neue Diagnose, in dem er das epileptische Anfallsgeschehen vom demjenigen der Hysterie unterschied. Diese nannte er **Hysteroepilepsie**. Nach Charcot handelte es sich bei dieser Form der Hysterie um vorherrschende motorische Symptome, sog. Tics. Das war ihm gemäss eine Mischung zwischen Epilepsie und Hysterie, eine Kombination hysterischer mit epileptischer Anfälle. Hysterie kam im Gegensatz zur Epilepsie nur bei Frauen vor.

---

Hysteroepilepsie (S. Freud)

Vorboten, gemäss Freud, sind Erstickung, Schlingbeschwerden (Dysphagie), Kopf- und Magenschmerzen, Schwindel und eigentümliche (ziehende) Empfindungen in den Extremitäten. Mit einem initialen Aufschrei stürzen die kranken (Frauen) zu Boden, mit verzerrten Gesichtszügen und mit Schaum vor dem Mund. Und wie bei der Epilepsie sind die Krämpfe zuerst tonischer, dann klonischer Art.

Unterscheidungen zum Grand Mal sind: der Anfall tritt nicht so plötzlich und ursprünglich auf, wie beim epileptischen Anfall. Die Hinfallende versucht sich vor Verletzungen zu schützen, die sie sich beim Hinfallen gegebenenfalls zuziehen könnte, was ein Epileptiker vor einem Grand Mal nur bedingt vermag. Die Hysteroepileptische versucht also gefahrvollen Situationen irgendwie auszuweichen, resp. diese zu vermeiden. Somit hat das Anfallsgeschehen eher eine Neigung zur Absichtlichkeit, Steuerung und Kontrolle.

Hysteroepilepsie hat heute keine grosse diagnostische Bedeutung. Allerdings erhält sich immer noch eine nach Aufmerksamkeit und Hinwendung heischende Bedeutung.

Freud war ein Schüler Charcots und übersetzte zwei Bücher von seinem Lehrer. Charcot hatte einen grossen Einfluss auf die Freudsche Psychoanalyse.

---

Noch Anfangs den 20. Jahrhunderts fragte man sich ernsthaft, was den genau Epilepsie eigentlich sei. Dabei fiel man in eine nosologische Krise innerhalb des wissenschaftlichen Diskurses. Man stellte sich beispielsweise die Frage, ob eine durch Hirnverletzungen bedingte Epilepsie überhaupt als solche bezeichnet werden könne. Waren die verschiedenen Epilepsien symptomatischer, idiopathischer oder genuiner Art? War sie eher exogener oder endogener Art? In Deutschland führte diese Frage der Erblichkeit der Epilepsie bei den Nationalsozialisten direkt in deren ‚**Gesetz zur Verhütung erbkranken Nachwuchses**' und schliesslich zur Anzeigepflicht und Zwangssterilisation von Epilepsiekranken. Auch sprach man für Epilepsiekranke eine Eheverbot aus und versuchte so jede Reproduktion zu unterbinden. (siehe Band 8, S. 79).

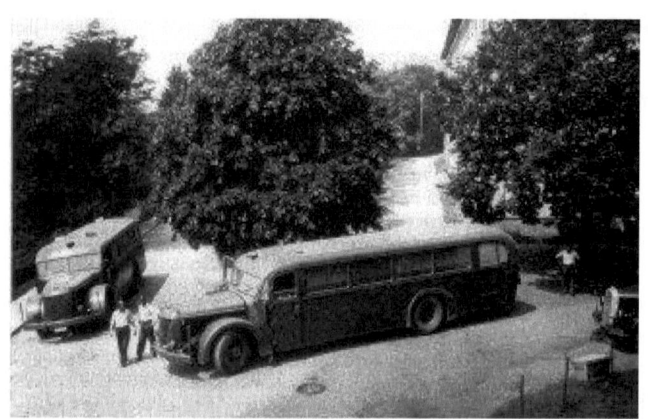

Zwischen 1933 und 1945 wurden rund 350'000 Menschen **zwangssterilisiert**, darunter viele Epilepsiekranke. Während der Nazi-Zeit (1940-1941) wurden durch die Euthanasie-Aktion T4 (T4 steht für Tiergartenstrasse 4) über 70'000 behinderte Menschen in den Gaskammer und bei Medizinversuchen getötet. Sie wurden aus den damaligen Anstalten rekrutiert und unbarmherzig liquidiert.

Photo: ‚Aktion T4, Edition Hentrich, 1989

Eine besondere Rolle dabei spielte die **Anstalt ‚Schloss Grafeneck'** auf der schwäbischen Alb, die zur eigentlichen und ersten behördlich beschlagnahmten Vergasungsanstalt umfunktioniert wurde. In der Grafeneck allein wurden 1940 über 10'000 behinderte Menschen ermordet, darunter viele Epileptiker.

Mittels spezieller Busse wurden die Ausgesuchten nach Grafeneck transportiert und dort vergast und in den Öfen verbrannt.

**Hans Berger** gelang im Jahre 1924 erstmals die Ableitung einer Alpha-Welle mittels eines primitiven Gerätes, welches jedoch in den kommenden Jahren immer weiter entwickelt wurde. Im Jahre 1950 kannte man eine EEG-Ableitung bereits mit 16 verschiedenen Kanälen. Jetzt konnte man eine recht genaue Lokalisation des Anfallherdes durchführen. Diese Apparate ermöglichten endlich die Sichtbarmachung der Hirnströme in einem Elektroenzephalogramm (EEG). Heute ist das EEG als Diagnosegerät nicht mehr wegzudenken.

Bald wurden die ersten bildgebenden Verfahren angewandt, die die Diagnose der Epilepsie und anderer Hirnkrankheiten entscheidend vorangebracht hatten. Zu erwähnen sind di Computertomografie, die Kernspintomografie, PET und SPECT.

Ergänzungen zur Medikamentengeschichte:
Ein erstes und auch wirksames Medikament war **Brom** (Kaliumbromid ca. 1857). Es

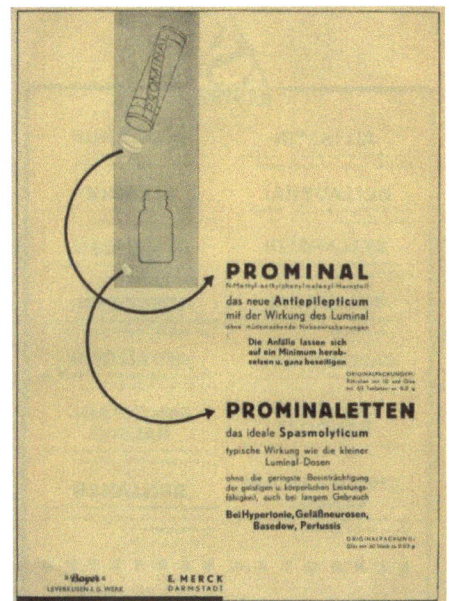

war nachweislich anfallshemmend. Im Jahre 1912 entdeckte der Psychiater Alfred Hauptmann (1881-1948) die antiepileptische Wirkung des Medikamentes **Phenobarbital**. Im Jahre 1938 erkannten Merrit und Putnam die anfallshemmende Wirkung des **Phenytoins**. Im Jahre 1945 entdeckte man die **Oxazolidine** (z. B. Tridion), die auch gegen die sog. ‚kleinen' Anfälle wirksam waren (Absencen, Myoklonien, astatische Anfälle etc.).

1954 erschien das **Mysoline** (Primidon)

Weitere heute wichtige Medikamente harrten der Entdeckung: 1958 das **Ethosuximid** und 1963 die Medikamente **Valproat, Carbamazepin** (Bezeichnung auch Tegretol) und das wichtige **Benzodiazepin**, welches nicht nur als Akutbehandlung bei Epilepsien, sondern auch für viele psychische Krankheiten und nervöse Probleme eingesetzt wurde und immer noch wird.

Schlussendlich zu erwähnen wäre auch die Epilepsie-Chirurgie, also die operative Entfernung der Krankheitsursache.

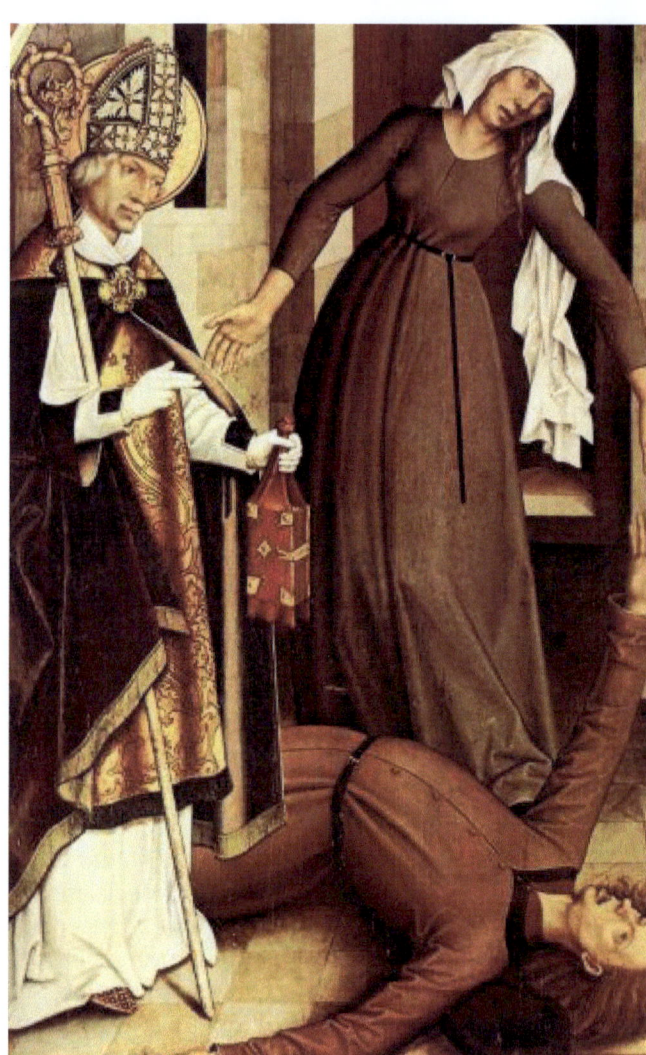

Altarbild von
Bartholomäus Zeitblom
(1455-1515)

Zeigt den heiligen
Valentin, Bischof von
Terni, Patron der
‚fallenden Sucht'.
Bild: Bayerische
Gemäldesammlung
München

**Ausblick auf Band 4**

In folgenden Band gehen wir näher ein auf den Aber- und Hexenglauben des Mittelalters. Erwähnt werden die Hexenbulle des Papstes, der berüchtigte ‚Hexenhammer', die Hexenprozesse und selbstverständlich auch die Inquisition, durch deren fatale Wirkung viele Psychischkranke durch Denunziationen ihr Leben verloren.

Ebenfalls ausführlich beschrieben werden die damaligen Foltermethoden zur Erpressung von Geständnissen.

Wichtige Gegner der Hexenverfolgung waren Molitor, Weyer und Spee.

Erläutert in diesem Band werden auch das Rituale Romanum, die verschiedenen Formen der Besessenheit aus kirchlicher Sicht, die Dämonologie der Kirchen und das Exorzismusritual, welches sich eins auch über Psychischkranke ergoss.

Abschliessendes Beispiel, quasi als Annex für diesen Band, bilden Ausführungen der Teufelsaustreibung von Möttlingen durch Pfarrer Blumhardt.

Innerhalb der ‚Vor-'Psychiatrie oder besser der vorpsychiatrischen Zeit wenden wir uns im letzten Kapitel dieses Bandes dann der vorbedingenden Psychiatriezeit zu und beschreiben die dazugehörigen Forscher und Persönlichkeiten. Wir beginnen mit Robert Burton.


**Literatur und Quellen**

Literatur und Quellen sind im Text aufgeführt.